LINCHUANG JICHU HULI
CAOZUO YU GUIFAN

临床基础护理
操作与规范

陈　芳　等主编

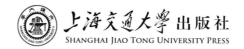
上海交通大学出版社
SHANGHAI JIAO TONG UNIVERSITY PRESS

内容提要

本书从临床应用的角度出发，在简单介绍了护理学相关理论知识的基础上，详细阐述了各科室的护理，主要从疾病的护理评估、护理诊断、护理措施及护理评价，而对疾病的病因、发病机制、临床表现、病理生理、诊断、治疗等方面仅仅做了简单介绍。本书反映了当代护理学的新进展和新技术，内容全面、系统、丰富，资料详实，通俗易懂，有较强的实用性、专业性和可操作性，既适合于各级护理人员阅读参考，也可作为医学院校的学生参考用书。

图书在版编目（CIP）数据

临床基础护理操作与规范 / 陈芳等主编. --上海 ：
上海交通大学出版社，2021

ISBN 978-7-313-25753-6

Ⅰ．①临… Ⅱ．①陈… Ⅲ．①护理学－技术操作规程
Ⅳ．①R47-65

中国版本图书馆CIP数据核字（2021）第223516号

临床基础护理操作与规范
LINCHUANG JICHU HULI CAOZUO YU GUIFAN

主　编：陈　芳　等

出版发行：上海交通大学出版社　　　　　　　地　　址：上海市番禺路951号

邮政编码：200030　　　　　　　　　　　　电　　话：021-64071208

印　　制：广东虎彩云印刷有限公司

开　　本：710mm×1000mm 1/16　　　　　经　　销：全国新华书店

字　　数：240千字　　　　　　　　　　　　印　　张：13.75

版　　次：2023年1月第1版　　　　　　　　插　　页：2

书　　号：ISBN 978-7-313-25753-6　　　　印　　次：2023年1月第1次印刷

定　　价：128.00元

编委会

◎ **主　编**

陈　芳　赵秀红　巩志香　王宇红

朱　萍

◎ **副主编**

李艳芳　牛丽红　韩红娟　陶　红

李咏梅　周钦玲　张　莉　吕爱新

◎ **编　委**（按姓氏笔画排序）

门　静　王兴蕊　王宇红　牛丽红

巩志香　吕爱新　朱　萍　朱廷芳

李　娅　李咏梅　李艳芳　宋　娇

张　莉　陈　芳　周钦玲　周庭香

赵秀红　袁振芳　徐彩玲　陶　红

黄成静　韩红娟

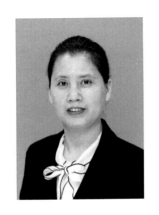

◎ 陈　芳

　　女，1979年生。副主任护师，毕业于泰山医学院护理学专业，现担任山东省泰安市妇幼保健院产房护士长，山东第一医科大学护理学本科兼职教师、山东省妇幼保健协会助产专业委员会第一届委员会委员、山东省护理学会首届助产专业委员会委员、山东省护理学会脐带血采集应用专业委员会委员。曾获新生儿窒息复苏知识与技能竞赛团体一等奖、个人二等奖。发表论文6篇，出版著作3部。

前言
FOREWORD

　　护理工作是医疗卫生事业的重要组成部分,在保护和增进人类健康事业中扮演着重要角色。随着科学技术的发展,护理学已由过去单纯的疾病护理转变为以人为中心、以护理程序为框架的责任制整体护理,且护理工作内容划分也越来越精细。同时越来越多的新理论、新知识、新技术被运用到了护理领域,大大丰富了护理学的内容,加速了护理事业的发展。护理模式的改变,不仅要求护理工作者具备扎实的理论知识和熟练的操作技术,还要求护理工作者将人文关怀融入到基础护理中,在保证患者安全的同时为患者提供更优的服务。鉴于此,我们组织了一批临床护理实践经验丰富的专家们编写了《临床基础护理操作与规范》一书。在编写过程中,编者们在参阅了国内外文献的基础上,结合了目前国内护理学发展的真实情况及自身的临床实践经验,在内容选择及编写上重视临床实际需求,不仅强调了必须掌握的基础理论、基本知识和基本技能,也反映了临床各学科的新进展、新技术,故具有实用性、先进性、广泛性和系统性。

　　《临床基础护理操作与规范》共分为7章,先对医院环境和出入院患者的护理、患者的活动与运动、血液透析护理进行了论述;后对各科室(包括内科、外科、妇产科及儿科)临床疾病进行了详细介绍,主要从疾病的护理评估、护理诊断、护理措施及护理评价,而对疾病的病因、发病机制、临床表现、病理生理、诊断、治疗等方面仅仅做了简单介绍。本书内容丰富，框架完整，层次清晰，通俗易懂，资料翔实，有较强的专业性和可操作性，旨在强调本书的临床实用价值，既适合于各级护理人员阅读参考，也可作为医学院校学生参考用书。

在本书的编写过程中，编者们严谨求实、精益求精，对书稿内容反复斟酌、修改，但由于各位编者的临床经验及编书风格有所差异，加之时间仓促，难免有疏漏和欠缺之处，望广大读者批评指正，以便后续充实改进。

《临床基础护理操作与规范》编委会
2021 年 7 月

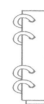

第一章　医院环境和出入院患者的护理

第一节　医疗卫生体系

我国医疗卫生体系是整个国民经济体系中的一个重要分支,为执行新时期卫生工作方针,实现卫生工作的总目标,提高广大人民群众的健康水平,起着重要的组织保障作用。

一、组织结构

根据我国卫生组织系统的性质和任务,我国医疗卫生体系主要分3类,卫生行政组织、卫生事业组织和群众卫生组织。

(一)卫生行政组织

我国卫生行政组织包括中华人民共和国卫生健康委员会、国家中医药管理局、国家计划生育指导委员会和国家药品监督管理局等,以及各地的卫生厅(局、科)和药品监督管理部门等。

(二)卫生事业组织

卫生事业组织是具体开展医疗业务工作的专业机构。目前,按照工作性质大体可分为以下几种。

1.医疗机构

医疗机构包括各级综合医院、专科医院、康复医院、疗养院、卫生院、门诊部等。

2.卫生防疫机构

卫生防疫机构包括各级卫生防疫站和专科防治机构。专科防治机构如寄生虫防治(所)、职业病防治院(所)、放射卫生防护所、结核病防治院(所)。自

2001年起,我国又增加了各级疾病预防控制中心。

3.妇幼保健机构

妇幼保健机构包括各级妇幼保健院、所、站及儿童保健所。

4.药品检验机构

全国药品检验机构分为国家药品监督管理局以及下属的省(自治区、直辖市)、地(市、州)、县(市)各级药品检验机构。

5.医学教育机构

由高等医学院校、中等医药学校等组成。

6.医学研究机构

我国医学研究机构按照隶属关系分为独立和附属性研究机构两类,按照专业设置分为综合的和专业的两类,按规模分为研究院、研究所、研究室3类。

(三)群众卫生组织

群众卫生组织是由专业或非专业人员在政府行政机构部门的领导下,按不同任务设置的机构,可分为以下3类。

1.群众性卫生机构

由国家机关和人民团体代表组成的群众性卫生组织,如爱国卫生运动委员会、血吸虫病或地方病防治委员会等。

2.社会团体组织

由卫生专业人员组成的学术性社会团体,如中华医学会、中华预防医学会、中国药学会及中华护理学会等,各学会下设不同的专科学会。学术性社会团体组织的业务主管部门是中国科学技术协会,行政主管部门是卫生健康委员会。

3.群众卫生组织

由广大群众卫生工作者和群众卫生积极分子组成的团体,如中国医师学会、农村卫生学会等。

除上述卫生机构外,根据一些机构的主要职责,还设立了健康教育机构、生物制品研制机构、血站和民营及合资机构。

二、功能

我国的卫生机构是以行政体制建立为基础,在不同行政地区设置不同层次、不同规模的卫生组织。每个层次的卫生组织按医疗、预防、保健、教育和科研等主要职能配置。

(一)卫生行政组织

卫生行政组织是贯彻实施国家对卫生工作的方针、政策,领导全国和地方卫生工作,提出卫生事业发展的战略目标、规划,制定具体政策法规和监督检查的机构。

卫生健康委员会是主管全国卫生工作的国务院组成部门;国家中医药管理局为卫生健康委员会管理的主管国家中医药事业的行政机构;国家食品药品监督管理总局主管全国食品、药品监督管理工作。

(二)卫生事业组织

1.医疗机构

医疗机构是以承担治疗疾病为主要任务,结合预防、康复和健康咨询等工作,为保障人民健康进行医学服务的医疗劳动组织。目前是我国分布最广、任务最重、卫生人员最集中的机构。

2.卫生防疫机构

卫生防疫机构是以承担预防疾病为主要任务,运用预防医学理论和技术进行卫生防疫工作检测、监督、科研、培训等相结合的专业机构,是当地卫生防疫业务技术的指导中心。各级卫生防疫机构的主要任务包括流行病学、劳动卫生、环境卫生、食品卫生、学校卫生、放射卫生等卫生防疫检测,对所辖地区的厂矿企业、饮食服务行业、医疗机构、学校、托幼机构、公共场所等进行经常性卫生监督和对新建、改建、扩建的厂矿企业和城乡规划等进行预防性卫生监督。

3.妇幼保健机构

以承担妇女、儿童预防保健任务为主,负责制定妇女、儿童卫生保健规划,妇女儿童卫生监测,妇幼保健、计划生育技术指导、婚前体检、优生、遗传咨询工作,以及临床医疗、科研、教学和宣传工作。

4.药品检验机构

以承担发展我国现代化医药学和传统医药学为主要任务。各级药品检验机构的共同职责和任务包括:依法实施药品审批,药品质量监督、检验和技术仲裁工作,有关药品质量、药品标准、中药制剂、药品新技术等科研工作,各药品检验机构以及药品生产、经营、使用单位质检机构的业务技术工作指导和人员培训等。

5.医学教育机构

以承担发展医学教育,培养医药卫生人才为主要任务。每年输送各类卫生人员,并对在职人员进行专业培训。

6.医学研究机构

以承担医药卫生科学研究为主要任务,贯彻实施党和国家有关发展科学技术的方针政策和卫生工作方针,出成果,出人才,为实现医学科学现代化作出贡献。

(三)群众卫生组织

1.群众性卫生机构

全国和各级爱国卫生运动委员会是国务院和各级人民政府的常设机构,以协调各方面的力量,推动群众性除害、卫生防病为主要任务。爱国卫生工作的基本方针是:政府组织、地方负责、部门协调、群众动手、科学治理、社会监督。

2.社会团体组织

主要任务是开展学术交流,编辑出版学术刊物,普及医学卫生知识等。

3.群众卫生组织

主要任务是协调各级政府的有关部门,开展群众卫生和社区福利工作。

三、医院与社区服务体系

一般情况下,医院设于一特定的区域内,并为该区域的居民服务。医院是卫生组织中的一种,与其他专业机构如卫生防疫机构、妇幼保健机构等共同存在,都隶属于同级卫生行政部门的领导并按照卫生行政部门指定的卫生工作方针、政策、法规、计划和标准等提供卫生服务。

医院和社区卫生保健中心是为当地居民提供服务的主要医疗卫生保健机构。医院和社区服务机构共同担负着促进健康、防治疾病和康复医疗的重要职责。

(一)医院

医院是对个人或特定人群进行防病治病的场所,具备一定数量的床位设施、医疗设备和医护人员等,医护人员运用医学理论和技术,对住院或门诊患者实施诊治和护理的医疗事业机构。

1.医院的种类

按照不同的条件可以将医院分为以下几种类型。

(1)按收治范围分类:分为综合医院和专科医院。综合医院是设有一定数量的病床,由内科、外科、妇产科、儿科、耳鼻喉科等,以及药剂科、检验科、放射科等医技科室和相应人员、设备组成的医疗服务机构。专科医院是防治某些特定疾病的医疗机构,如口腔医院、眼科医院、康复医院、传染病医院、精神病医院、妇产科医院等。

（2）按所有制分类：如全民所有制医院、集体所有制医院、中外合资医院、个体所有制医院等。

（3）按特定任务分类：如医学院校附属医院、部队医院、企业医院等。

（4）按经营目的分类：分为非营利性医疗机构和营利性医疗机构。我国绝大部分现有医疗机构为公有制的，其主体属于非营利性医疗机构。随着公立医疗机构的产权制度不断改革，股份制、中外合资合作、"一院两制"等不同产权形式的医疗机构逐步产生，营利性医疗机构逐渐增多。

（5）按医疗技术水平分类：20世纪80年代末，我国建立医院评审制度，实行标准化分级管理。医院分级管理是按照医院的功能、任务、技术建设、设施条件、医疗服务质量和科学管理的综合水平，将医院分为三级（一、二、三级，每级医院分甲、乙、丙等和三级医院增设特等）。

一级医院是直接向具有一定人口（≤10万）的社区提供医疗、预防、保健和康复服务的基层医疗卫生机构，如乡镇卫生院、市街道医院、地市级的区医院及某些企事业单位的职工医院。一级医院是提供社区初级卫生保健的主要机构，其主要功能是直接对人群提供一级预防，并进行多发病、常见病的管理，对疑难重症患者做好转诊，床位数一般不少于20张。

二级医院是向多个社区（半径人口10万以上）提供全面连续的医疗护理、预防保健和康复服务的医疗机构，接收一级医院的转诊，对一级医院进行业务指导，并承担一定教学和科研任务的区级医院，床位数不应少于100张。

三级医院是国家高层次的医疗卫生服务机构，是省（自治区、直辖市）或全国的医疗、预防、医学教学和科研相结合的技术中心，主要提供全面连续的医疗护理、预防保健、康复服务和高水平的专科服务。接受二级医院的转诊，指导一、二级医院业务工作并相互合作，包括全国省、市级大医院和医学院校的附属医院。床位数不应少于500张。

2.医院的任务

医院的任务是以医疗工作为中心，在提高医疗质量的基础上，保证教学和科研任务顺利完成，不断提高教学质量和科研水平。同时做好扩大预防，指导基层和计划生育的技术工作。

（1）医疗：医疗工作是医院的主要任务，医院的医疗工作以诊疗和护理两大业务为主体，它们与医院医技部门密切配合，形成一个医疗整体为患者服务。医院医疗分为门诊医疗、住院医疗、康复医疗和急诊医疗。门诊和急诊医疗是第一线,住院患者诊疗是重点。

(2)教学:学校教育只是医学教育的一部分,医学生在经过学校教育后,需要经过临床实践教育和实习两个不同阶段。即使是在职医护人员也必须进行终身在职教育,及时更新知识和提高技术能力。这一重要任务要由医院承担起来。

(3)科学研究:医学的进步、医疗难题的解决离不开医学科学研究。医院是医疗实践的场所,许多临床上的问题就是科学研究的课题,通过科学研究可解决临床医疗中的难点并推动医疗教学的发展。

(4)预防和社会卫生服务:随着医院职能的不断扩大,医院不仅是要对患者进行诊疗,还必须进行社会预防保健工作,开展社会医疗服务,成为人民群众健康服务活动的中心。

(二)社区卫生服务

1.社区卫生服务概念

我国卫生健康委员会等国务院十部委在 1999 年 7 月发布的《关于发展城市社区卫生服务的若干意见》中指出:社区卫生服务是社区建设的重要组成部分,是在政府领导、社区参与、上级卫生机构指导下,以基层卫生机构为主体,全科医师为骨干,合理使用社区资源和适宜技术,以人的健康为中心、家庭为单位、社区为范围、需求为导向,以妇女、儿童、老年人、慢性患者、残疾人为重点,以解决社区主要卫生问题、满足基本卫生服务需求为目标,融预防、医疗、保健、康复、健康教育、计划生育技术等为一体,有效、经济、方便、综合、连续的基层卫生服务。

社区卫生服务的特点是以初级卫生保健为主体,以健康为中心,重在预防疾病,促进和维护健康。社区卫生服务奉行社会公益原则,让人人有机会得到健康照顾,社区成员既是受照顾者,同时亦是参与照顾他人者,从而使全民达到健康。

2.社区卫生服务原则

(1)社区卫生服务要坚持政府领导,部门协同,社会参与,多方筹资。

(2)社区卫生服务要坚持以人为本的原则,依据社区人群的需求,有针对性地提供医疗预防保健服务。

(3)社区卫生服务要把社会效益放在第一位。要充分考虑到社区人群的需求和利益,正确处理社会效益和经济效益的关系。

(4)社区卫生服务要坚持以预防为主,综合服务,健康促进。

(5)社区服务要因地制宜,量力而行。社区服务的组织机构、服务内容、保障水平、服务价格等要与社会经济发展水平和群众的承受能力相适应,不能超越现实,盲目发展,盲目扩展服务范围。

(6)社区卫生服务要坚持以区域卫生规划为指导,引进竞争机制,充分利用现有的卫生资源,努力提高卫生服务的可及性,做到低成本、广覆盖、高效益、方便群众。

3.社区卫生服务的内容

(1)社区医疗:是由社区全科医师向居民及其家庭提供的以门诊和出诊服务为主要形式的基层医疗服务,主要为社区居民提供常见病、多发病和慢性病的诊治,常规化验,设立家庭病床,转诊和会诊等工作,是社区卫生服务的主要内容。

(2)社区预防:主要包括传染病、多发病的预防,卫生监督和管理。通过在社区实施计划免疫,开展除害灭虫,维护社区环境。

(3)社区保健:根据生物-心理-社会医学模式,以人的健康为中心,以妇女、儿童和老年人为重点,改善社区的自然环境和社会环境,积极促进社区居民的身心健康。它的主要任务有:健康体检、疾病普查普治、心理健康咨询、慢性病防治等。

(4)社区康复:充分利用社区资源,使慢性病患者或残疾者在社区或家庭通过康复训练,使疾病好转或痊愈,生理功能得到恢复,心理障碍得到解除;让残疾者能更多地获得生活和劳动能力,重返社会,更好地享受社会权利。

(5)健康教育和健康促进:通过开设健康教育课或举办专题讲座,设立健康教育宣传栏向居民开展健康教育活动,同时做好健康促进工作,提高群众参与社区工作的积极性,依靠自己的力量来实现健康目标。

四、卫生服务的策略

(一)2000 年人人享有卫生保健

1977 年 5 月,世界卫生组织在瑞士日内瓦召开第三十届世界卫生大会作出决定,世界卫生组织和各国政府的主要卫生目标是:"2000 年人人享有卫生保健"。这一目标指的是:实现人人都能够有成效地进行工作,能积极参加所在社区的社会生活,每个人都应享有初级卫生保健,而且卫生保健起始于社区、家庭、学校和工厂等。

(二)21 世纪人人享有卫生保健的总目标

(1)使全体人民增加期望寿命和提高生活质量。

(2)在国家之间和国家内部改进健康的公平程度。

(3)使全体人民利用可持续发展的卫生系统提供的服务。

(三)21 世纪人人享有卫生保健的具体目标

1998 年 5 月在日内瓦召开的第 51 届世界卫生大会,审议通过了世界卫生组织提出的"21 世纪人人享有卫生保健"的全球策略。21 世纪人人享有卫生保健的具体目标如下。

(1)到 2020 年全球疾病负担将极大减轻,拟将通过实施旨在扭转目前结核、艾滋病、疟疾、烟草相关疾病和暴力与损伤引起的发病率和残疾上升趋势的疾病控制规划予以实现。

(2)到 2020 年将实现在世界会议上商定的孕妇死亡率、5 岁以下儿童死亡率和期望寿命的具体目标。

(3)到 2010 年恰加斯病的传播将被阻断,麻风病将被消灭。到 2020 年麻疹将被根除,淋巴丝虫病和沙眼将被消灭。此外,维生素 A 和碘缺乏症在 2020 年前也将被消灭。

(4)到 2020 年所有国家将通过管理、经济、教育、组织和以社区为基础的综合规划,采纳并积极管理和检测能巩固健康的生活方式或者减少有损健康的生活方式的战略。

(5)到 2020 年所有国家将通过部门间行动,在提供安全饮水,适当的环境卫生、数量充足和质量良好的食物和住房方面取得重大进展。

(6)到 2010 年全体人民将获得由基本卫生职能支持的综合、基本、优质的卫生保健服务。

(7)到 2010 年将建立起适宜的全球和国家卫生信息、监测和警报系统。

(8)到 2010 年研究政策和体制的机制将在全球、区域和国家各级予以实施。

第二节 医 院 环 境

在以人的健康为中心的护理模式中,护理内容涉及人的生理、心理、社会、精神、文化等多个层面的护理,以及人的生命周期各个阶段的护理,以健康照顾为目标的医疗环境,应该对人产生积极的影响,对健康的恢复起到促进作用,并能满足人的基本需求。医院作为以诊治疾病、照顾患者为主要目的的医疗机构,提供一个安全、舒适的治疗性环境是护士的重要职责之一。

一、医院环境的分类及其特点

(一)医院环境的分类

医院环境是医护人员为患者提供医疗服务的场所,可分为物理环境和社会环境两大类。社会环境又分为医疗服务环境及医院管理环境。

1.物理环境

指医院的建筑设计、基本设施等为主的物理环境,属于硬环境。它是表层的、具体的、有形的,包括视听环境、嗅觉环境、仪器设备、工作场所等,是医院存在和发展的基础。

2.社会环境

(1)医疗服务环境:指的是以医护技术、人际关系、精神面貌及服务态度等为主的人文社会环境,属于软环境。它是深层次的、抽象的、无形的,包括学术氛围、服务理念、人际关系、文化价值等。医疗服务环境的好坏可促进或制约医院的发展。

(2)医院管理环境:包括医院的规章制度、监督机制及各部门协作的人际关系等,也属于软环境。医院管理环境应以人为本,体现医院文化,提高工作效率,满足患者的需求。

良好的医院环境需要软、硬环境相互促进、共同发展,也是医院树立良好的社会形象及影响广大患者对医院整体印象的综合评价和心理认同的重要因素。

(二)医院环境的特点

医院是对特定的人群进行防病治病的场所,是专业人员在以治疗为目的的前提下创造的一个适合患者恢复身心健康的环境。每个人在生命过程中都有可能接触医院环境,医院环境中是否强调为患者提供良好的治疗性环境,不仅可以影响患者在就医期间的心理感受,还可以影响个体疾病恢复的程度和进程。因此,作为医护人员,为患者提供一个安全、舒适、优美的适合健康恢复的治疗性环境是十分必要的。良好的医院环境应具备以下特点。

1.服务的专业性

在医院环境中服务的对象是患者,而患者是具有生物和社会双重属性的复杂的生命有机体。因此,医院中医护人员在专业分工越来越精细的同时也需团结协作,提供高质量的医学综合服务。护理人员在提高医疗服务质量中起着相对独立的作用,因此,现代医院环境对其专业素质要求也在不断提高,不仅要具有全面的专业理论知识、熟练的操作能力和丰富的临床经验,科学地照顾患者的生活,提供专业的生活护理、精神护理、营养指导等服务,还要在新技术、新专业不断发展的同时,进一步满足患者多方位的健康需求。

2.安全舒适性

医院是患者治疗病痛、恢复健康的场所,首先应满足患者的安全需要。

(1)治疗性安全:安全舒适感首先来源于医院的物理环境,包括空间、温度、湿度、空气、噪声的适量控制、清洁卫生的维持等,医院的建筑设计、设备配置、布局应符合有关标准,安全设施齐备完好,治疗护理过程中避免患者发生意外损伤。

(2)生物环境安全:在治疗性医疗环境中,致病菌及感染源的密度相对较高,应建立院内感染监控系统,健全有关制度并严格执行,避免发生院内感染和疾病的传播,保证生物环境的安全性。

(3)医患、护患关系和谐:医护人员应该注意为患者营造一个良好的人际关系氛围,要耐心热情地对待患者,建立和谐的人际关系。同时还要重视患者的心理支持,满足其被尊重的需要及爱与归属感的需要,以增加其心理安全感。

3.管理统一性

医院医疗服务面广,部门复杂,在"一切以患者为中心"的思想指导下,医院根据具体情况制定院规,统一管理,分工协作,保护患者及医院工作人员的安全,提高工作效率和质量。例如在病区护理单元中,应具体做到以下几方面。

(1)病室整齐,规格统一,被服摆放以需求及使用方便为原则。

(2)患者的皮肤、头发、口腔等要保持清洁。

(3)工作人员应仪表端庄、服装整洁大方,遵守有关的工作制度,尽量减少噪声的产生,为患者提供一个安静的休养空间。

(4)治疗后的用物及时撤去,排泄物、污染物及时清除等。

二、医院环境的调控

(一)医院的物理环境的调控

1.空间

每个人都需要有一个活动的空间,儿童需要游戏活动的空间,成年人需要从事个人活动,同时亦需要一个能独处的空间。因此,为患者安排空间时,必须考虑以上因素。在医院条件允许的情况下,尽可能满足患者的需要,让他们对其周围环境拥有某些控制力。方便治疗和护理操作的同时满足患者有适当的活动空间,病床之间的距离不得少于 1 m。

2.温度

适宜的温度,有利于患者的休息、治疗及护理工作的进行。环境温度使人感觉舒适的标准因人而异。年纪较大、活动量较少的患者可能比年纪较轻、活动量较大的患者所喜欢的室温略高。一般病室的温度以 18～22 ℃为宜;特殊科室如婴儿室、老年病室、产房、手术室以 22～24 ℃为宜。室温过高,会影响机体散热而使患者感到烦躁;室温过低,患者容易着凉,造成肌肉紧张。病室应备有温度计,便于观察和调节温度;调节病室温度,根据气温变化,适当增减患者的衣服和盖被;在执行治疗、护理操作时避免过度暴露,以防患者着凉。

3.湿度

湿度为空气中所含水分的程度。病室湿度一般指相对湿度,即在单位体积的空气中,一定温度的条件下,所含蒸汽的量与其达到饱和时含量的比例。一般病室的相对湿度在 50%～60%为宜。室内湿度过高,空气潮湿,有利于细菌繁殖,同时机体水分蒸发慢,患者感到闷热、不适,对患有心、肾疾病的患者尤为不利;室内湿度过低,空气干燥,机体水分蒸发快,而散失大量热能,导致呼吸道黏膜干燥、咽痛、口渴,对气管切开和呼吸道感染的患者十分不利。病室应备有湿度计,便于观察和调节湿度。当室内湿度过高时,可采用开窗通风、空调除湿等;当湿度过低时,可在地面洒水、暖气上置湿毛巾、使用加湿器等方法增加湿度。

4.通风

空气流通可以调节室内温度和湿度,增加氧含量,降低二氧化碳及空气中微生物的密度,并能使患者精神振奋、心情愉快。为保持空气新鲜,病室内应定时开窗通风换气,通风效果视通风时间、温差大小、气流速度、通风面积而定。一般情况下,通风 30 分钟左右,即可达到换置室内空气的目的。通风时,应注意保护患者,避免让患者吹对流风,以免受凉。

5.噪声

凡是不悦耳、不想听的声音,或足以引起人们心理上或生理上不愉快的声音,均称为噪声。噪声不仅使人不愉快,还会影响健康。当人患病时适应噪声的能力会减弱,少许噪声即可使患者情绪产生波动,使之产生疲倦和不安,影响休息与睡眠,久之会使病情加重。噪声的单位是分贝(dB),世界卫生组织规定的噪声标准,白天病区较理想的强度在 35～40 dB。噪声强度在 50～60 dB,即能对人产生干扰。病区应该保持安静、避免噪声。为控制噪声,工作人员要做到"四轻":说话轻、走路轻、操作轻、关门轻;护士应穿软底鞋;病室的桌、椅脚应配有橡皮垫;推车的轮轴应定期注润滑油;护士应向患者及家属宣传保持病室安静的重要性,以取得他们的配合共同创造一个安静的病室环境。

在减少噪声的同时,也应避免绝对的寂静,因为绝对的寂静可能会令患者产生意识模糊或完全"寂寞"的感觉,悦耳动听的音乐对人脑是良好的刺激。有条件的病室,床头可增设耳机装置,医院广播室可定时向病区播放节目,或可利用电视、录像等丰富患者的医院生活。

6.采光

病室的光线亮度可影响患者的舒适感,护士应了解不同患者对光线的需求并设法满足。病室的采光有自然光源和人工光源。适当的光线,可使患者舒适、愉快;充足的光线,有利于观察病情、进行诊疗和护理工作。适当的日光照射对人的康复有利,但阳光不宜直射眼睛,以免引起目眩。人工光源主要用于满足夜间照明及平时特殊检查和治疗的需要。人工光源的设置可依其作用进行调节。如楼梯间、治疗室、抢救室、监护室内的灯光要明亮;普通病室除一般吊灯外,还应配有地灯装置,来自地板的柔和灯光既可保证夜间巡视工作,又不至于影响患者睡眠;床头灯最好是光线可调节型,其开关应放置在患者易触及的地方。此外,还应备有一定数量的鹅颈灯,以适用于不同角度的照明,为特殊检查和诊疗提供方便。

7.装饰

色彩对人的情绪、行为会产生一定的影响。比如绿色使人感到安静、舒适;浅蓝色使人心胸开阔;奶油色给人以柔和、悦目和宁静感。一般病室不宜全部采用白色,反光强,易产生视疲劳。现代医院开始按照病室不同需求来设计和配备不同颜色,而且应用各式图画、各种颜色的窗帘、被单等来布置患者床单位,例如产科、儿科病房床单和护士服用粉色增加温馨甜蜜的感觉;手术室可选用绿色或蓝色,给人一种安静、舒适、信任的感觉。总之,医院环境的颜色如果调配得当,不仅可促进患者身心舒适,还可产生积极的医疗效果。

同样,病室内和走廊上可适当摆放一些花卉盆景,墙上悬挂优美的壁画,美化病室环境,提高患者与疾病作斗争的勇气。病室周围可建有树木、草坪、花坛等,供患者散步、休息和观赏。

(二)医院的社会环境的调控

医院是一个特殊的社会环境,对于初次住院的患者来说,医院里的特殊人际关系和独特的规章制度会使他们感到不适而产生不良心理反应。为使患者能有良好的就医心态,更好地配合治疗和护理,护士应帮助患者尽快转变角色,以适应医院这一特殊社会环境。

1.建立良好的护患关系

良好的护患关系有助于促进患者身心的康复,因此护理人员在进行具体的医疗护理活动中,一切要从患者利益出发,满足患者的身心需求。首先要使患者感受到是被尊重的,护士要维护他们的自尊,还要根据患者的年龄、性别、民族、文化程度、职业、病情轻重等差异,给予不同的身心护理。护理人员对患者主要的影响包括以下几个方面。

(1)语言:在护患交往中,语言是最敏感的刺激物。它能影响人的心理及整个机体状况,乃至人的健康,因此,在护理活动中,护士应正确使用语言建立良好的护患关系,让患者感到护士的诚恳、友善与好意,赢得对方的信任。

(2)行为举止:在医疗护理活动中,医护人员的操作技术及其行为,受到患者的关注,是患者对自身疾病和预后认识的主要信息来源。因此医护人员的仪表和神态应该庄重、沉着、热情、亲切,操作时要稳、准、轻、快,从行为举止上消除患者的疑虑,给患者带来心理上的安慰。

(3)情绪:在护理活动中,护理人员的情绪对患者具有很大的感染力,护士的积极情绪可使患者乐观开朗,消极情绪会使患者变得悲观焦虑。因此,护理人员要学会控制自己的情绪,时刻以积极的情绪去感染患者,为患者提供一个舒适、安全、优美、令人愉悦的心理环境。

(4)工作态度:严肃认真、一丝不苟的工作态度可使患者获得安全感和信赖感。护士可以通过自己的工作态度取得患者的信任。

护士端庄的仪表、和蔼的态度、得体的言谈、良好的医德医风、丰富的专业知识、娴熟的技术都会带给患者心理上的安慰,从而让患者产生安全感、信赖感,有利于建立良好的护患关系,有助于增加患者战胜疾病的信心。

2.帮助建立良好的群体关系

病室中的每个人都是社会环境中的一员,在共同的治疗康复生活中相互影响。病友们在交谈中常涉及一些疾病疗养知识、日常生活习惯等,起到了义务宣传员的作用,病友间的良好关系能使患者身心愉快,对医疗护理满意度增高。护士是患者群体中的主要调节者。护士要恰当地引导患者间互相关心、帮助、鼓励,共同遵守医院制度,并积极配合医护人员进行治疗与护理。护士还可利用这种气氛更好地开展护理工作。

3.争取家属的积极配合

家属是患者重要的社会支持系统,是促进患者心理稳定的重要因素,家属的关心和支持可增强患者战胜疾病的信心和勇气,解除患者后顾之忧。因此,护士应与患者家属加强沟通,取得信任与理解,共同做好患者的身心护理。

第三节　入院患者的护理

入院护理是指患者经门诊或急诊医师诊查后,因病情需要住院做进一步观察、检查和治疗,经诊查医师建议并签发住院证后,由护理人员对患者所进行的一系列的护理活动。

入院护理的目的是:协助患者熟悉医院环境,使患者尽快适应医院生活。消除紧张、焦虑,满足患者对疾病相关知识的需求。

一、入院程序

入院程序是指门诊或急诊患者根据医师签发的住院证,自办理入院手续至进入病区的过程。

(一)办理入院手续

患者或家属持住院证到住院处填写登记表格,并缴纳住院保证金办理入院手续。住院处在办理完患者入院手续后,立即通知相关病区值班护理人员根据患者病情做好接收新患者的准备工作。对于急需手术的患者,可先行手术,后补办入院手续。

(二)进行卫生处置

根据患者病情及身体状况,在卫生处置室对其进行相应的卫生处置,如理发、沐浴、修剪指甲等。急危重症患者酌情免浴。对有虱、虮者应先行灭虱灭虮,再行以上卫生处置。患者换下的衣物可交由患者家属带回或办理相关手续暂存于住院处。

(三)护送患者入病区

住院处护理人员应携病历护送患者入病区。根据患者的病情可选用步行、轮椅、平车或担架护送。护送患者进入病区后,应与该病区值班护士做好交接工作,包括患者病情,已经采取或需要的治疗、护理措施,个人卫生处置情况等。

二、患者入病区后的初步护理

病区值班护理人员接到住院通知后,立即根据患者的病情准备床单位。将备用床改为暂空床,备齐患者所需用物。危重患者应安置在危重病房,并在床单位上铺橡胶单和中单;急诊手术患者需改为麻醉床。危重患者和急诊手术患者都需要同时准备急救用物。

(一)一般患者入院护理

(1)迎接新患者:护士应以热情的态度、亲切的语言接待患者,将患者妥善安置在指定床位,向患者自我介绍,并介绍邻床病友,消除患者不安情绪,增强患者的安全感和对护理人员的信任感。

(2)通知医师接诊:通知主管医师诊查患者,必要时协助体检、治疗或抢救,按医嘱处理有关事项。

(3)测量患者的体温、脉搏、呼吸、血压和体重,必要时测量身高。

(4)通知营养室准备患者膳食。

(5)建立住院病案。①住院病案按下列顺序排列:体温单、医嘱单、入院记录、病史及体格检查、病程记录(手术、分娩记录单等)、各种检验检查报告单、护理病案、住院病案首页、门诊病案。②用蓝笔逐页填写住院病案眉栏及有关护理表格。③用红笔在体温单40～42 ℃的相应时间栏内竖向注明入院时间。④为患者首次测量的生命体征和体重值填写于体温单上。⑤填写入院登记本、诊断卡(插于住院患者一览表上)、床头(尾)卡(置于病床床头或尾牌夹内)。

(6)介绍与指导:向患者或家属介绍患者床单位的设备及使用方法,病房及医院的规章制度,如探视及作息时间。

(7)进行入院护理评估:了解患者入院原因、目前的疾病情况、治疗经过、主要症状等;了解其基本情况和身心需要,确定护理问题,拟订护理计划;填写患者入院护理评估单;作为日后执行护理活动的依据。

(二)急诊患者入院护理

病区接收的急诊患者多从急诊室直接送入或由急诊室经手术室术后转入,护士接到住院处通知后立即做好以下准备。

1.通知医师

接到住院处通知后,护理人员应该立即通知有关医师做好抢救准备。

2.备好抢救物品

备齐急救药品、设备器材及用物。

3.安置患者

将患者安置在已经备好的床单位的危重病房或抢救室。

4.配合抢救

患者进入病室应立即测量体温、脉搏、呼吸、血压,在医师未到之前,应根据病情及时给氧、吸痰、止血、配血及建立静脉通道等,以赢得宝贵的抢救时间。医师到达之后,积极配合医师共同进行抢救,并做好护理记录。

5.暂留陪送人员

对于不能正确叙述自己病情的患者,如昏迷患者或婴幼儿等,需暂留陪送人员,以便询问病史。

三、患者床单位及设施的准备

(一)床单位的固有设备

病床单位及设备是医院提供给患者的家具与设备,是住院患者用以休息、睡眠、饮食、排泄、活动和治疗的基本生活单位。患者的床单位以舒适、安全为主。患者床单位的固有设备有:床、床垫、床褥、枕芯、棉胎或毛毯、大单、被套、枕套、橡胶单和中单(需要时准备),床旁桌、椅及床上桌,床头上有照明灯、呼叫器、中心供氧及负压吸引管道等设施。

1.床

床是病室里的主要设备,是患者睡眠和休息的用具,应符合实用、耐用、舒适、安全的要求。一般规格为长 2 m,宽 0.9 m,高 0.5 m。目前病床的种类很多,有钢丝床、木板床、手摇式摇床和电动控制的多功能床,能很好地满足患者的生活、治疗和护理需要。

2.床垫

长宽与床的规格相同,厚 10 cm。患者躺卧床上的时间比较长,床垫应以坚固耐用为宜。

3.床褥

长宽与床垫的相同,材料主要是棉花,透气性好,吸水性好。

4.枕芯

长 0.6 m,宽 0.4 m。

5.棉胎

长 2.3 m,宽 1.6 m。

6.大单

长 2.5 m,宽 1.8 m,用棉布制作。

7.被套

长 2.5 m,宽 1.7 m,用棉布制作。

8.枕套

长 0.65 m,宽 0.45 m,用棉布制作。

9.中单

长 1.7 m,宽 0.85 m,用棉布制作。

10.橡胶单

长 0.85 m,宽 0.65 m,两端各加 0.4 m 的棉布。

11.其他

此外还有床旁桌、椅和跨床小桌。

(二)常用的铺床法

患者的床单位应保持整洁舒适,床上用品需要定期整理和更换。铺好的床单位应平整、实用、安全。常用的铺床法有备用床、暂空床和麻醉床 3 种铺床法。

1.铺备用床

(1)目的:保持病室整洁、美观,准备迎接新患者。

(2)评估:①床单位设备是否完好无损。②病室内无患者进行治疗、护理或进餐。

(3)操作前准备。①用物准备:床、床垫、床褥、棉胎或毛毯、枕芯、大单、被套、枕套(按铺床先后顺序放置在护理车上)。②护士准备:着装整洁,修剪指甲,洗手,戴口罩。③环境准备:病室内无患者进行治疗或进餐,清洁、通风。

(4)操作步骤(表 1-1、图 1-1、图 1-2)。

表 1-1　铺备用床操作步骤

流程	步骤	要点说明
1.移桌椅	携用物至床边,移床旁桌距床约 20 cm,移椅距床尾正中 15 cm	
2.翻床垫	检查床,并翻转床垫	
3.铺床褥	将床褥齐床头平铺于床垫上	床褥中线与床中线对齐

续表

流程	步骤	要点说明
4.铺大单	(1)铺近侧大单:对齐床头,中缝对齐床中线,打开大单	操作过程中减少来回走动,节时省力
	(2)折角:手托床垫头端一角,将床头大单折入垫下,向上提起大单边缘,使大单近侧头端呈等边三角形,塞两角于床垫下,同法铺床尾,再将大单中部塞入垫下(图1-1)	护士双脚前后分开,两膝稍弯曲,保持身体平稳
	(3)铺对侧大单:转至对侧,同法铺大单	铺大单顺序:先床头,后床尾;先近侧,后对侧
5.铺被套	将被套正面向上,被套开口端朝向床尾,对齐中线铺于床上,开口端打开约1/3	被套中线、大单中线、床中线三线对齐有利于棉胎放入被套
6.套棉胎	将"S"形棉胎放于开口处,拉棉胎上端至封口处对齐(图1-2),再将竖折的棉胎两边打开和平整被套平齐,对好两上角,盖被上缘与床头平齐,至床尾逐层拉平,系带	棉胎上缘与被套被头上缘吻合、充实、平整
7.铺被筒	(1)边缘向下、向内折和床沿平齐,铺成被筒,尾端内折与床尾齐	枕头平整,四角充实,开口处背门
	(2)转至对侧,同法铺好另一侧盖被	
8.套枕套	于床尾套好枕套,平放于床头	
9.整理	将床旁桌、椅放回原处,洗手	

(5)注意事项:①患者进食或做治疗时应暂停铺床。②应用节力原则,避免多余无效的动作,减少走动次数。

2.铺暂空床

(1)目的:保持病室整洁、美观,供暂时离床活动的患者使用。

(2)评估:①新入院患者的入院诊断、病情、伤口情况。②住院患者的病情及是否暂时离床或外出检查。

(3)操作前准备。①用物准备:床、床垫、床褥、棉胎或毛毯、枕芯、大单、被套、枕套,必要时备橡胶单、中单(按铺床先后顺序放置在护理车上)。②护士准备:着装整洁,修剪指甲,洗手,戴口罩。③环境准备:病室内无患者进行治疗或进餐,清洁、通风。

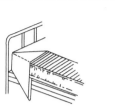
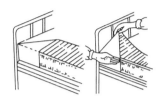

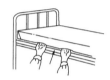

图 1-1　折角法

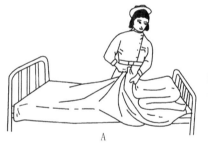
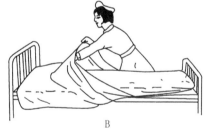

A　　　　　　　　　　　　　　　　　　B

图 1-2　"S"形套被套

（4）操作步骤（表 1-2、图 1-3）。

表 1-2　铺暂空床操作步骤

流程	步骤	要点说明
1.铺暂空床	同备用床步骤	
2.折被	将备用床盖被上端向内折叠 1/4，呈扇形三折，叠于床尾，与床尾平齐图 1-3	方便患者上下床活动
3.整理	同备用床步骤	

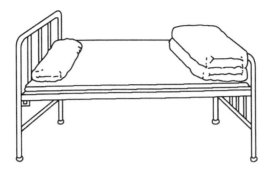

图 1-3 暂空床

(5)注意事项:①同备用床。②按患者病情准备用物。

(三)铺麻醉床

(1)目的:①便于接收和护理麻醉手术后的患者。②避免床上用物被血或呕吐物污染,便于更换。

(2)评估:①床单位设备是否完好无损。②患者的病情,手术名称、部位,麻醉方式等。③术后抢救、治疗物品及护理需要。

(3)操作前准备。

用物准备:床、床垫、床褥、棉胎或毛毯、枕芯、大单、被套、枕套,另备橡胶单和中单各两条(按铺床先后顺序放置在护理车上)。

麻醉护理盘:①无菌巾内放开口器、舌钳、牙垫、通气导管、治疗碗、压舌板、镊子、纱布、输氧导管、吸痰导管。②无菌巾外放血压计、听诊器、弯盘、棉签、手电筒、胶布、护理记录单及笔。

另备输液架,必要时备吸痰器、氧气筒、胃肠减压器。天冷时按需要备热水袋加布套、毛毯。

护士准备:着装整洁,修剪指甲,洗手,戴口罩。

环境准备:病室内无患者进行治疗或进餐,清洁、通风。

(4)操作步骤(表 1-3、图 1-4)。

表 1-3 铺麻醉床操作步骤

流程	步骤	要点说明
1.移桌椅	携用物至床边,移开床旁桌、椅	移床旁桌距床约 20 cm,移椅距床尾正中 15 cm
2.翻床垫	同备用床	

流程	步骤	要点说明
3.铺大单、橡胶单、中单	(1)铺近侧大单(同备用床铺法) (2)于床中部或床尾铺一橡胶单。中单,余下部分塞入床垫下 (3)于床头铺另一橡胶单,将中单铺于橡胶单上,余下部分一同塞入床垫下 (4)转至对侧铺好大单、橡胶单和中单	保护床褥,防止呕吐物、分泌物或伤口渗液等污染 根据病情和手术部位的需要,腹部手术铺在床中部,橡胶单和中单上缘距床头 45~50 cm;下肢手术铺在床尾 避免橡胶单外露,接触患者皮肤 非全身麻醉手术患者,只需铺中部橡胶单和中单 中线要齐,各单要平紧
4.套被套	同备用床套被套法,将盖被呈扇形三折,叠于一侧床边,开口处向门	盖被三折上下对齐,外侧齐床缘,便于患者术后被移至床上
5.套枕套	套好枕套,横立于床头,开口背门	全身麻醉后未清醒或椎管内麻醉的患者应去枕平卧
6.移桌椅	将床旁桌放回原处(图 1-4),床旁椅放于盖被折叠侧	
7.整理	置麻醉护理盘于床旁桌上,其他物品按需放置,洗手	

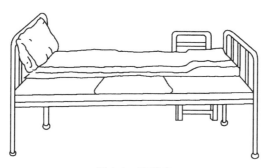

图 1-4　麻醉床

(5)注意事项:①铺麻醉床应换上洁净的被单,保证术后患者舒适。②应用节力原则,避免多余无效的动作,减少走动次数。③橡胶单及中单按患者需要放置。④根据病情准备所需之物品,如麻醉护理盘内用物等应准备齐全。

四、分级护理

分级护理是指根据患者病情的轻、重、缓、急,以及自理能力的评估结果给予不同级别的护理。通常将护理级别分为四个等级,即特级护理、一级护理、二级护理及三级护理

五、运送患者法

对于不能自行移动的患者在入院、出院及离开病房接受检查、治疗或到室外活动时,需要护士的协助并使用搬运工具,包括轮椅、平车、担架等。在搬运患者的过程中,应保证患者的安全。护士应将人体力学的原理正确的用于操作中,避免发生损伤,增加患者的舒适度,减轻双方疲劳,提高工作效率。

(一)轮椅运送法

1. 目的

(1)运送能坐起但不能行走的患者入院、做检查、室外活动或出院。

(2)协助患者下床活动,以促进血液循环及体力恢复或作为下地之前的过渡。

2. 评估

(1)患者的病情、意识状态、体重及肢体活动受限状况。

(2)患者的心理反应,是否有坐轮椅的体验及合作程度。

(3)室外温度情况。

3. 操作前准备

(1)用物准备:轮椅,根据对室外温度情况的评估准备外衣或毛毯,必要时备软枕、别针。

(2)患者准备:患者了解轮椅运送的方法、目的及注意事项,能够主动配合。

(3)护士准备:着装整洁,修剪指甲,洗手,戴口罩。

(4)环境准备:地面整洁,周围环境宽敞,便于轮椅通行。

4. 操作步骤

表 1-4　轮椅运送法操作步骤

流程	步骤	要点说明
1. 检查与核对	检查轮椅性能,推轮椅至患者床边,核对患者信息	尊重患者,取得合作

续表

流程	步骤	要点说明
2.放置轮椅	(1)轮椅背与床尾平齐,面向床头,固定车轮,翻起脚踏板 (2)天冷需用毛毯保暖时,将毛毯单层的两边平均地直铺在轮椅上,毛毯上缘高过患者颈部 15 cm	缩短距离,便于患者入座,防止滑脱 寒冷季节注意保暖
3.协助坐起	扶患者坐于床边,嘱患者以手掌撑在床面上维持坐姿,协助患者穿衣	观察和询问患者有无不适
4.上轮椅	(1)护士站在轮椅背后,固定轮椅,嘱患者扶着轮椅的扶手坐于轮椅上(图 1-5) (2)不能自行下床的患者,扶其坐起,并移至床边,患者双手置于护士肩上,护士环抱患者腰部,协助患者下床,嘱患者用近轮椅侧之手扶住轮椅外侧之把手,转身坐于轮椅上,翻下踏脚板,拖鞋后脚踏于踏脚板上	患者不可前倾、自行站,以免摔倒,如身体不能保持平衡,应系安全带 如患者下肢水肿、溃疡或关节疼痛,应在脚踏板上垫软枕
5.整理	整理床单位,铺成暂空床	
6.运送	观察患者无不适,嘱患者靠后坐,松开车闸,中途不可随意下轮椅等,送患者至目的地	下坡应减速,并嘱患者抓紧扶手,过门槛时,翘起前轮,避免过大的震动,保证患者安全
7.下轮椅	下轮椅时,固定车闸,翻起脚踏板,协助患者坐于床边,患者取舒适卧位	
8.整理	整理床单位,轮椅放回原处,洗手记录	

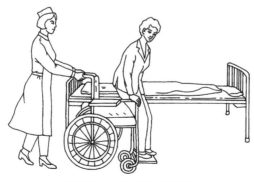

图 1-5　协助患者上轮椅

5.注意事项

(1)注意观察患者有无晕眩、面色苍白等表现。

(2)根据室外温度适当增加衣服、盖被,以免患者着凉。

(二)平车运送法

1.目的

用于运送不能起床的患者进行检查、治疗、手术或出入院或转运患者等。

2.评估

(1)患者的病情、意识状态、体重及躯体活动能力。

(2)患者的心理状况及合作程度。

(3)平车的性能是否良好。

3.操作前准备

(1)用物准备:毛毯或棉被,需要时备中单或大单(搬运时用),平车上置布单和橡胶单包好的垫子和枕头,如为骨折患者,应有木板垫于车上。

(2)患者准备:帮助患者了解平车运送法的方法和目的,使其能够主动配合操作。

(3)护士准备:着装整洁,修剪指甲,洗手,戴口罩。

(4)环境准备:移开床旁桌椅,周围环境宽敞。

4.操作步骤

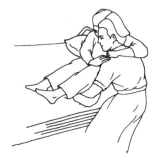

图 1-6 一人搬运法

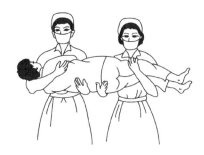

图 1-7 二人搬运法

5.注意事项

搬运患者时,动作轻稳,协调一致,尽量使患者身体靠近搬运者,遵循节力原则,确保患者安全。

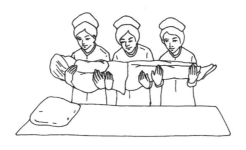

图1-8　三人搬运法

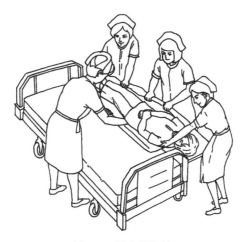

图1-9　四人搬运法

相同大小的车轮处一端,如平车一端为小轮,一端为大轮,患者头部应卧于大轮端。车速要适宜,确保患者安全,舒适;冬季注意保暖,避免受凉;搬运骨折患者,车上需垫木板,并固定好骨折部位;有输液及引流管时,需保持通畅;推车进出门时,应先将门打开,不可以用车撞门,以免震动引起患者不舒适。

第四节　出院患者的护理

患者经过住院期间的治疗和护理,病情稳定、好转、痊愈需要出院或需要转院(科),或患者不愿意接受医师的建议而自动离院时,护理人员都要对其进行一系列的护理活动。其目的是:指导患者办理出院手续,整理床单位,对患者进行出院指导,帮助患者尽快适应原生活和工作,并能遵从医嘱按时接受治疗或定期复诊。

一、患者出院前的护理

医师根据患者康复情况,决定出院时间并写出院医嘱后,护士应做好以下工作。

(1)护士根据出院医嘱,将出院日期通知患者及家属,使其做好出院准备,如准备好交通工具。

(2)注意患者的情绪变化,特别是病情无明显好转的患者,应及时给予相应的安慰和鼓励,以增强其信心,减轻其离开医院而产生的不安情绪。自动出院的患者应在出院医嘱上注明"自动出院",并要求患者本人或家属签字。

(3)针对患者现状,进行健康教育,详细告之出院后在饮食、服药、休息、功能锻炼和定期复查等方面的注意事项,必要时可为患者或家属提供有关方面的书面资料。教会患者及家属有关的护理知识和自护技能。

(4)征求患者对医院医疗护理工作的意见,以便医疗护理质量的提高。

二、患者出院当天的护理

(1)填写患者出院护理评估单。

(2)执行出院医嘱:①停止一切医嘱。注销所有的治疗及护理执行单并签上名字和日期,如服药单、注射单、治疗单、饮食单等;注销所有的卡片,如诊断卡、床头卡等。②患者出院后如需继续服药治疗,护士可凭医嘱处方到药房领取药物,交给患者或家属带回,并给予用药指导。③填写出院通知单,并通知患者或家属到住院处办理出院手续,结清患者在住院期间的治疗、护理及药品等全部费用。④在体温单 40~42 ℃ 的相应时间栏内,用红笔注明出院时间。⑤填写出院患者登记本。

(3)协助患者整理用物,归还寄存的物品,收回患者在住院期间所借的物品并进行消毒处理。

(4)患者办完手续离院时,护士可根据患者病情用轮椅、平车或步行等方式送患者至病区外或医院门口。

三、患者出院后的处理

(一)归档

将病案按出院顺序整理后,交病案室保存。出院病案排列顺序为:住院病案首页、出院记录或死亡记录、入院记录、病史及体格检查、病程记录、会诊记录、各项检查及检查报告、护理病案、医嘱单和体温单。

(二)处理床单位

(1)撤下患者的污被服,放入污衣袋,送洗衣房处理。

(2)床垫、床褥、棉胎放于日光下曝晒6小时以上或用紫外线照射消毒后按要求处理。

(3)病床及床旁桌椅要用消毒液擦拭,非一次性脸盆、痰杯等要用消毒液浸泡。

(4)打开病室门窗通风。

(5)铺好备用床,准备迎接新患者。

(6)传染病患者的床单位及病室,要按传染病终末消毒处理法处理。

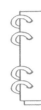

第二章 患者的活动与运动

第一节 活动的意义

凡是具有生命的生物体均具有与生俱来的活动能力。动物要靠四处活动来觅食;植物要靠根系的活动吸收水分。人类也是如此,并且人类的活动更加丰富和全面。人们通过饮水、进食、排泄等活动来满足基本的生理需要;通过学习和工作来满足自我实现的需要;通过身体活动来维持呼吸、循环、消化、排泄及骨骼肌肉的正常功能;通过思维活动来维持个人意识和智力发展等。但当患病后,各种因素会导致患者的活动受限,影响机体各系统的功能及患者的心理状况。因此护士应从患者的身心需求出发,满足患者活动的需要。活动的意义如下。

一、提高心、肺功能

活动、锻炼可提高心肌泵血能力,使血液循环加速,增加血氧交换,提高肺循环功能。

二、提高肌肉的强度与耐力

运动可使肌肉更加强壮,并且使肌肉的耐力(耐力指肌肉的支撑力、持久力)加强。同时运动可消耗机体内的脂肪,减轻体重。

三、保持关节的灵活性

活动可保持关节的灵活性及灵敏性。

四、提高骨密度

活动促进成骨细胞的成骨过程,并且增加机体对钙离子的贮存及保留,从而预防骨质疏松的发生。

五、预防便秘

活动可促进肠蠕动,有利于粪便的排出,可预防腹胀及便秘。

六、有助于睡眠

适当及适时运动,可使身心放松,有助于正常睡眠。

七、预防大脑功能退化

通过采取适宜的活动,维持个体意识及智力的发展,防止大脑功能退化。

第二节　活动受限的原因及对机体的影响

机体的活动依赖于肌肉、骨骼、神经及血管等整体结构的完整性和协调性,疾病或先天性问题影响到这些结构的功能时,均会使活动受限。活动受限是指机体的活动能力或任何部位的活动由于某些原因而受限制。

一、活动受限的原因

常见的活动受限的原因有生理因素、心理因素和社会因素。

(一)生理因素

1.运动、神经系统功能受损

此种损伤可造成严重的甚至永久性的活动障碍。如脑卒中、脊髓损伤等均可造成中枢性和神经传导的损伤,而致身体部分和全部活动障碍。另外,肌肉的病变如肌肉萎缩、重症肌无力等使肌肉收缩力丧失而致活动障碍。

2.机体结构的变化

某些疾病造成的关节肿胀、纤维化、增生变形等,会不同程度的影响机体活动。意外造成的机体结构的破坏,如扭伤、挫伤、骨折等也会导致受伤肢体的活动受限。

3.疼痛

剧烈的疼痛往往限制患者的动作和活动。如类风湿性关节炎患者关节的疼痛,限制了关节的活动范围;胸腹部手术后的患者,因为伤口疼痛限制了患者的咳嗽、深呼吸等活动。

4.残障

肢体先天性畸形或其他残障、失明等均会造成机体活动受限。

5.严重疾病

如严重心肺疾病引起供氧不足,机体为减轻心肺负担从而减少活动。

6.营养状况的改变

疾病引起的严重营养不良或极度肥胖等也会造成活动受限。

7.医护措施的限制

为治疗某些疾病而采取的医护措施,往往会限制患者的活动。如治疗某些疾病需要绝对卧床休息,为促进骨折的愈合需固定或牵引患肢等。

(二)心理因素

1.情绪

当个人承受的情绪应激超过其适应范围时,就会发生情绪性活动能力下降。例如突然遭受丧子之痛的母亲,在一段时间内,会变得痴呆影响其活动,直到适应后才会恢复。

2.心理障碍

有些癔症性瘫痪患者,躯体无器质性病变,神经功能也正常,但因为心理障碍某些部分躯体不能活动而造成该处肢体失去活动能力。

(三)社会因素

个人局限在狭小空间内,使其正常的社交活动受到限制,称为社交制动。如传染病患者被安置在隔离单位内,限制其活动。

二、活动受限对患者的影响

由于活动受限,人在生理、心理、社会交往方面都会受到影响,活动受限的程度越重,影响越深(图 2-1)。

(一)对皮肤的影响

长期活动受限,患者身体局部受压过久,如果护理不当,皮肤极易受损而形成压疮。

(二)对骨骼肌肉系统的影响

骨骼肌肉系统结构的稳定和新陈代谢有赖于运动,活动受限所导致的骨骼肌肉退行性变可表现为肌肉萎缩、骨质疏松、关节挛缩。

1.肌肉萎缩

机体活动完全受限后 48 小时,即开始出现肌肉萎缩,每周肌肉张力下降

10％～15％,其原因主要是失用和代谢改变。肌肉萎缩不仅表现为肌肉形态上变小,还包括运动功能、强度、耐力和协调性变差。

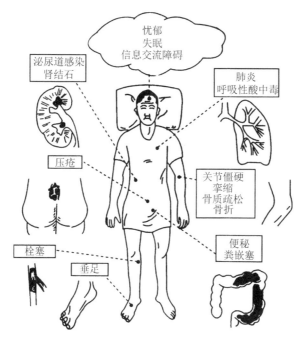

图 2-1　活动受限的并发症

2.骨质疏松

在生命过程中,造骨和破骨活动呈动态平衡。成骨细胞的功能依赖于活动和负重的刺激,以维持正常的造骨功能。如机体活动受限,造骨细胞缺乏刺激,即停止造骨活动,但破骨细胞仍然继续其功能。造骨和破骨功能失去平衡,骨钙严重流失,骨的结构发生改变。同时骨质内的磷和氮也流失,呈脱矿物质状态。骨质变得稀松、多孔,极易出现骨压缩或变形而易发生骨折。

3.关节挛缩

活动受限使关节长期处于某一位置,是发生关节挛缩的主要原因。垂足、垂腕(图 2-2)及髋关节外旋是常见的关节失用挛缩的表现。挛缩早期可通过锻炼和舒张关节来纠正,但到晚期,当肌腱、韧带及关节囊已发生病变时,挛缩已不可逆,只能通过手术才能纠正。

(三)对心血管系统的影响

活动受限会出现直立性低血压、心脏负荷加重和深静脉血栓。

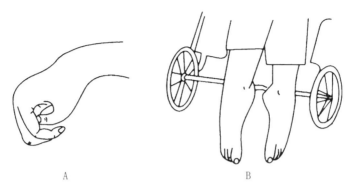

图 2-2 垂腕、垂足

A.垂腕;B.垂足

1.直立性低血压

长期卧床患者,当第一次起床时,常会感到虚弱、眩晕等脑缺血现象。其发生原因是:全身肌肉张力下降,骨骼肌肉收缩时促进静脉回流的能力降低,使循环血量减少。同时由于神经血管反射能力降低,当患者直立时血管不能及时收缩维持血压,机体出现交感神经兴奋症状,患者即出现冷汗、苍白、烦躁不安等低血压的表现。

2.心脏负荷加重

活动受限可使心脏工作负荷增加。其发生原因是:活动受限会使血流重新分布,使循环血量增加,心排血量和每搏输出量也增加;随着卧床时间加长,心率也逐渐加快;长期卧床也可造成胸腔内压增加,妨碍血液回流及冠脉血流量。因此,有心脏病的患者可出现心率过快或心律不齐。

3.深静脉血栓形成

静脉血液淤积、血液凝固性增加和静脉管壁的损伤是引起静脉血栓的三个主要因素。长期卧床会使腿部肌肉收缩减少,导致下肢静脉血液淤积;卧床患者通常有不同程度的脱水,使血液凝固性增加,同时卧床患者血液中钙离子浓度增加,也会使血液凝固性增加;不恰当的体位或血管外在压迫,会造成静脉回流受阻或静脉血管内膜损伤。血栓形成后,患者会出现肢体疼痛、皮肤溃疡、水肿等缺血表现,严重者出现坏疽。深静脉血栓的最大危险,是一旦血栓脱落进入血液循环,可造成肺的大面积栓塞,严重者可引起死亡。栓子也可栓塞冠状动脉或脑动脉而引起相应部位的栓塞,导致严重后果。

(四)对呼吸系统的影响

活动受限可导致呼吸运动减弱、呼吸道分泌物蓄积、缺氧和二氧化碳滞留、肺不张等。

1.呼吸运动减弱

患者长期卧床限制了胸廓扩张,使呼吸运动受到限制;长期卧床也致呼吸肌的肌力和协调性下降,也会使呼吸运动减弱。胸廓运动减弱后,肺的膨胀也受限,从而肺有效通气减少。

2.呼吸道分泌物蓄积

患者因长期卧床,咳嗽、变换体位的能力下降,呼吸道分泌物排出功能下降,脱水也使呼吸道分泌物变得黏稠不宜咳出,因此很易造成分泌物蓄积。分泌物为细菌的繁殖提供了条件,因此患者容易并发支气管炎和坠积性肺炎。

3.缺氧和二氧化碳滞留

持续的肺部有效通气减少、分泌物蓄积以及心血管功能的变化影响氧气和二氧化碳的交换,机体出现缺氧和二氧化碳滞留。

4.肺不张

由于肺通气不足,分泌物淤积在细支气管,引起局部阻塞;加之肺泡表面活性物质因血液循环的变化而减少。两方面的原因导致阻塞远端肺泡塌陷,而引起肺不张。

(五)对消化系统的影响

长期卧床主要影响患者的食欲和排便。当活动量减少及疾病的影响时,患者常出现食欲下降;卧床不动状态又使体内蛋白质分解增加,导致负氮平衡,两方面的长期作用可导致营养不良。食欲下降时,患者摄入的纤维素和水分会减少,同时活动量减少,使消化道蠕动减缓,另外卧床也改变了患者的排便姿势等均会影响排便功能而发生便秘。

(六)对泌尿系统的影响

活动受限可影响正常的排尿功能,患者常表现为排尿困难、尿潴留、肾结石、泌尿系统感染。发生原因是:排尿姿势的改变,影响正常的排尿活动,使患者易出现排尿困难;若长期排尿困难,膀胱会过度膨胀,逼尿肌过度伸展,机体对膀胱胀满的感受性下降,从而导致尿潴留。长期卧床会使骨骼的重吸收增加,尿液中的钙磷浓度增加,因同时伴尿潴留,进而可形成泌尿道结石。排尿困难、尿潴留导致泌尿系统的自洁作用被破坏,易引起泌尿系统感染。

(七)对社会心理方面的影响

活动受限,往往给患者带来一些社会、心理方面的问题。患者因不能随意活动,使原有社会角色发生改变,自我价值感就会受到威胁;再因担心身体恢复情况、其他保健问题、以后解决问题的方式、职业等而出现焦虑、恐惧、失眠、自尊等心理问题。此外,有些制动患者容易产生情绪上的波动,处于易激惹状态;有的人会变得胆怯畏缩,有的人会出现定向力障碍。由于疾病的影响,有的患者会出现永久性活动障碍,而无法生活自理及就业,最终导致退缩、忧郁等而丧失生活的能力。

第三节　患者活动及运动能力的评估

对患者活动及运动能力进行全面、系统的评估,为制订护理计划,科学地指导患者的活动提供依据。许多事例表明,运动中发生意外死亡情况是因为在活动或运动之前,未能对运动的有关危险因素进行认真评估,而造成无法挽回的后果。

一、患者的一般资料

首先,应考虑患者的年龄。年龄是决定机体所需要或能耐受活动程度的主要因素之一。不同的年龄阶段,活动能力发展不同,如婴儿期活动以学习爬、坐、走及双手握力为主;幼儿期以跑、跳跃等活动为主,并且表现出协调性;青少年期精力旺盛,大多选择户外活动及剧烈的身体运动;成年期发育与心智皆已成熟,社会活动增加,身体运动常选择户外散步、慢跑等运动;老年期因身体逐渐老化,活动与运动功能减退,使身体活动及社会活动均减少。此外,身高、体重、性别等因素均会影响活动。

二、心肺功能状态

活动提高机体对氧的需求量,增加呼吸系统的负荷,当肺部有感染或其他疾病时,则不适应大量的活动;活动还会加重心脏负担,不适当的运动会使原有心脏疾病加重,甚至会导致心搏骤停;活动也会使血压上升,因此活动前可通过各种手段检查心肺功能、测量血压等,如有异常,应调整活动方式及活动量。

三、骨骼肌肉的状态

机体骨骼肌肉的状态可通过肌力和肌张力的评估而获得。在肌张力正常的情况下,触摸肌肉时有坚实感;当肌张力减弱时,触摸肌肉时有松软感;被动运动时阻力减退,关节运动的范围扩大;而肌张力增高时则相反。通过对肢体各关节的主动抗阻力运动,来检查各组肌群有无麻痹,并采用 6 级分类判断肌力。①0 级:完全瘫痪、肌力完全丧失。②1 级:可见肌肉轻微收缩,但无肢体运动。③2 级:肢体可移动位置,但不能抬起。④3 级:肢体能抬离床面,但不能对抗阻力。⑤4 级:能做对抗阻力的运动,但肌力减弱。⑥5 级:肌力正常。

四、关节功能状态

评估关节功能状态主要通过主动运动和被动运动,来观察关节的活动范围是否受限和受限程度,有无关节僵硬、变形,活动时关节有无声响或疼痛不适。主动运动是让患者自己移动每个关节,做关节的屈伸收展等活动。被动运动是由护士协助活动患者的每个关节。

五、机体活动能力

通过对患者日常活动情况的评估来判断其活动能力,如观察其行走、穿衣、洗漱等,并对其完成状况进行综合评价。一般机体的活动能力可分为 5 度。①0 度:完全独立,可自由活动。②1 度:需要使用设备或器械(如拐杖、轮椅)。③2 度:需要他人的帮助、监护和教育。④3 度:既需要有人帮助,也需要设备和器械。⑤4 度:完全不能独立,不能参加活动。

六、患者目前的患病情况

评估患者目前的患病情况,如瘫痪、昏迷、骨折、大手术后的患者由于卧床,其活动几乎完全限制,如为慢性疾病或较轻的疾病,则对活动的影响较小。机体的活动还受疾病的性质和疾病严重程度的影响,对疾病的严重程度进行评估有利于合理安排患者的活动量。此外,在制订活动计划时,还应考虑患者的治疗措施,如骨折患者需制动患肢时,护士在制订活动计划时,应考虑其治疗需要,恰当地制定护理措施。

七、心理状态和环境、社会因素

评估患者目前的心理状态,对活动的态度、兴趣,参加活动的动机及其自我心像和社会支持系统及环境因素等,以便于判断是属于主动运动还是被动运动。护士的责任是协助患者选择适合个体的运动方式,并鼓励他们按计划进行活动,并避免过度疲劳。

第四节 满足患者活动及运动的需要

根据患者的身体状况,尤其是承受活动能力的不同,采取相应的护理措施,促进患者适当的活动,满足其需要,预防和减少并发症的发生。

一、协助患者活动

(一)取合适体位,进行床上翻身和床上移动

对于骨骼、神经、肌肉组织功能障碍,或过度虚弱、疲劳的患者,护士应协助其采取合适的体位,并且应经常变换,以预防肌肉不适,防止压疮形成。同时,经常变换体位还有利于肺膨胀,维持肺的弹性,促进分泌物的排出。护士应根据患者的健康状况和活动能力,给予必要的帮助。

(二)呼吸运动

深呼吸能增加肺的通气量,改善肺换气。卧床患者应经常做深呼吸,预防二氧化碳潴留。对于无力做深呼吸的患者,护士应将患者的上肢向头部方向抬举或做扩胸运动;咳嗽有助于患者排出呼吸道分泌物,护士应教会患者有效的咳嗽方法,即先深呼吸 3 次,在第三次深吸气后呼气时,进行咳嗽。对于胸、腹部有伤口的患者,咳嗽时护士应用双手轻按伤口两侧,以减轻伤口的张力。

(三)排泄活动

活动受限患者,由于生理和心理方面的影响,容易出现排泄困难。因此在病情允许的情况下,应鼓励患者每天饮水 2 000～3 000 mL,以增加尿量,预防尿潴留、尿结石和泌尿系统感染。对于尿失禁的患者,应保持会阴清洁,采取适当的护理措施协助患者排尿;对于尿潴留患者,应用其他方法无效后,可采取导尿术或留置导尿管;对于神经源性的尿潴留和尿失禁患者,进行膀胱功能训练。患者还需建立良好的排便模式,预防便秘。鼓励患者摄入含水量高和高纤维素的食物,并督促患者定时排便,对已发生便秘的患者,可用软便剂、通便药或灌肠等措施解除。

(四)日常生活活动

对于不能独立完成日常活动的患者,护士可根据患者的病情,将一些日常活动分解成多个简单动作进行训练,使患者能够逐渐自行完成,以增强患者的自尊

和自信。如"坐在床上吃饭",可分解成从仰卧位变为坐位,维持坐位的平衡,抓握餐具,使用餐具摄取食物,再将食物送入口中进行咀嚼和吞咽等这一系列分解动作,护士根据患者的不同情况,逐步训练使其能独立完成。

(五)行走练习

当患病或受伤后人体活动耐力下降,或因骨骼肌肉组织及神经系统的损伤等需在他人协助下走路或用辅助器械帮助其行走。卧床患者也会因多种原因发生行走困难,而且卧床时间越长,行走越困难。

护士应评估患者的活动耐受状况、协调性和平衡性、定位能力,确定患者需要帮助的类型,为患者提供无障碍的行走练习环境,给予患者必要的身体支持,指导其正确使用辅助器械。

(六)协助患者进行室外活动

室外活动有助于改善患者的情绪,因此应协助活动受限的患者使用拐杖、轮椅等,进行适当的室外活动。在进行室外活动时,应注意防止受凉,避免过于劳累。同时室外活动还可配合其他的机体活动,增加患者与他人沟通交流的机会,减少心理问题的发生。

(七)关节活动范围练习

对活动受限的患者,应尽早开始各关节活动练习,以维持关节的正常运动功能。关节活动范围(range of motion,ROM)是指关节活动时可达到的最大弧度。用以维持和恢复关节活动范围的练习称为关节活动范围练习,简称 ROM 练习。ROM 练习分主动练习、主动辅助练习、被动练习。主动 ROM 练习时,患者独立进行关节全范围运动。主动辅助练习指患者进行主动 ROM 练习,护士给予最低限度的协助。被动 ROM 练习时,患者不能移动关节,护士帮助患者进行关节全范围运动。虽然主动和被动 ROM 练习均可改善关节的活动度,增加活动部位的血液循环,但只有主动练习时,才能增加肌肉的张力和强度,改善心肺功能。因此,在患者病情允许的情况下,尽可能鼓励患者进行主动练习。

ROM 练习有助于促进机体血液循环,刺激神经末梢,预防肌肉、肌腱、韧带和关节囊挛缩,维持关节活动性,避免关节挛缩及粘连形成,恢复和改善关节功能;通过练习,还能增强心、肺功能,增加机体的耐力等。

1.ROM 练习的禁忌证

只要是患者的肢体活动能力丧失,就应尽早进行练习,但患者存在以下情况时,应禁止练习。

（1）急性关节炎、骨折、肌腱断裂、脱臼。

（2）患者有心血管疾病,应慎重进行运动,防止意外发生。

（3）当患者的肌肉痉挛是由中枢神经系统受损所引起,则应在理疗师的指导下进行练习。

2.评估

全面评估患者的病情、体力、关节活动能力及听从指导的能力。

3.用物准备

浴巾或大毛巾一块,宽松衣物一套及用于维持姿势的枕头 3 个。

二、健康教育

无论是对患者还是对健康人群,护士都有责任对其进行健康教育,帮助其制订对身心有益的身体活动计划,选择适宜的运动方式。运动主要分为有氧运动、无氧运动,此外还有弹性运动及增加肌力的运动。

(一)有氧运动

有氧运动是指人体在氧气充分供应的情况下进行的体育锻炼,即在运动过程中,人体吸入的氧气与需求相等,达到生理上的平衡状态。常见的有氧运动项目有:步行、快走、慢跑、滑冰、游泳、骑自行车、打太极拳、跳健身舞、跳绳、做韵律操等。有氧运动是一种恒常运动,是持续 5 分钟以上还有余力的运动。进行有氧运动频率可以每周 3～5 次或隔天一次。

(二)无氧运动

无氧运动是指在短时间内(1～2 分钟)肌肉在缺氧的状态下高速剧烈的运动。常见的无氧运动项目有:短跑、举重、投掷、跳高、跳远、拔河、做俯卧撑、肌力训练等。

(三)弹性运动

弹性运动旨在促进身体平衡和整体美感的同时,也增加了肌肉的长度、延伸性和弹性,常见的弹性运动方式如瑜伽、韵律操等。

(四)增加肌力的运动

增加肌力的运动包括等张运动和等长运动。等张运动是指通过肌肉收缩而带动肢体移动的运动,如平卧举腿运动、俯卧撑等。等长运动是指肌肉收缩时不造成肢体移动,但肌肉的张力增加,如膝关节完全伸直定位后,做股四头肌收缩松弛运动。

因此,在条件允许的情况下,每天坚持有氧运动与其他类型活动相配合,坚持一定时间后,可以增强机体的协调性及弹性、促进肌肉的张力和强度;减轻和控制体重,促进消化功能;解除压力、增强自信、控制慢性病等。

第三章 血液透析护理

第一节 血液透析护理操作

血液透析护理技术的专业性、技术性很强,随着透析技术的不断扩大和发展,血液透析专业护理的技术培训日益受到重视。合理规范的护理操作将不断提高护士工作能力,降低职业风险,加强护患、医护之间的沟通,提高专业护理人员的临床能力。

一、血液透析机使用前准备

现代血液透析机主要包括透析液自动配比系统、血液和透析液监视系统。在血液透析过程中,各种监控装置(包括操作人员对血液、透析液和患者的监控)及传感软件联合对血液透析各个环节进行监控和连续记录,保证整个透析系统及透析过程安全、持续地进行。在血液透析治疗前必须对透析机进行消毒、冲洗和检测,以保证血液透析治疗的安全性和有效性。

(一)上机前冲洗

在接受患者血液透析前对血液透析机进行冲洗,目的在于防止消毒液的残留,防止透析液输送管道和排出管道的污染。方法:①打开总电源和总水源,连接水处理设备。②打开血液透析机电源。③打开血液透析机冲洗键,根据机器说明书提供前冲洗时间。

(二)透析机自检

血液透析前,必须对透析机进行自检,为可靠、安全的临床治疗提供良好的基础。自检过程包含透析液供给系统、血循环控制系统和超滤控制系统。透析液自检包括透析液的配比浓度和温度、透析液的流量、透析液的漏血探测、透析液的电导度等。血循环控制系统自检包括动脉和静脉压力监测器、空气探测器、静脉夹、肝素泵等。超滤控制系统自检包括跨膜压监测、超滤平衡腔监测、压力传感器监测等。

二、血液透析机使用后的清洁、消毒

血液透析结束后，为防止患者透析过程中排出的废液对机器管道系统的污染或透析液本身对机器的物理反应，每次血液透析后，需对机器进行内部和外部的清洁、消毒，选择合适的消毒液和冲洗方法。

(1)机器的外部清洁、消毒：患者血液或体液污染透析机时，应立即用有效消毒剂对机器表面进行擦洗、消毒。

(2)机器的内部清洁、消毒：血液透析结束后，按照厂家提供的方法，先用反渗水冲洗，然后用柠檬酸或冰醋酸进行脱钙，再用化学或物理方法进行消毒，最后用反渗水冲洗干净。消毒、脱钙、冲洗过程按各类型机器的标准在机器内设置。常用的消毒方法可参考厂家提供的消毒方法，如化学消毒和热消毒。

(3)同日两次透析之间，机器必须消毒、冲洗。

(4)血液透析过程中如发生破膜、传感器渗漏，透析结束时应立即消毒机器。

(5)透析机应定期保养，保养内容包括机器内的除尘、机器管道的清洗(除锈、除垢)、电导度测试、平衡腔检测、血液泵保养等，并建立档案。

(6)如血液透析机闲置48小时以上，应消毒后再用。

三、透析液的准备及配制

血液透析液是一种含有电解质的液体，其溶质成分及离子浓度取决于临床需要，根据临床需求可含或不含葡萄糖。

在血液透析治疗过程中，透析液流动于半透膜的外侧，即患者血液的对侧，通过对流及溶质弥散等物理过程，达到纠正电解质失衡、酸碱平衡紊乱、清除体内代谢产物或毒性物质的目的。血液透析浓缩液是将血液透析干粉用透析用水配制而成，使用时按照血液透析浓缩液特定比例用透析用水稀释后使用。血液透析浓缩液包括酸性浓缩液(A液)和碳酸氢盐浓缩液(B液)两种。

(一)透析液应具备的基本条件

(1)透析液内电解质成分和浓度应与正常血浆中的成分相似。

(2)透析液的渗透压应与血浆渗透压相近，即等渗，为 $280\sim300$ mmol/L。

(3)透析液应略偏碱性，pH $7\sim8$，以纠正酸中毒。

(4)能充分地清除体内代谢废物，如尿素、肌酐等。

(5)对人体无毒、无害。

(6)容易配制和保存,不易发生沉淀。

(二)透析浓缩液的准备

1.环境和设施准备

(1)浓缩液配制室应位于血液透析室清洁区内的相对独立区域,周围无污染源,保持环境清洁,每周用紫外线消毒一次。

(2)配制 A 液或 B 液应有两个搅拌桶,并有明确标识;浓缩液配制桶须标明容量刻度,保持容器清洁,定期消毒。

(3)浓缩液配制桶每天用透析用水清洗一次;每周至少用消毒剂消毒一次,并用测试纸确认无残留消毒液。配制桶消毒时,须在桶外悬挂"消毒中"警示牌。

(4)浓缩液配制桶滤芯每周至少更换一次。

(5)浓缩液分装容器应符合中华人民共和国药典和国家/行业标准中对药用塑料容器的规定。用透析用水将容器内外冲洗干净,晾干,并在容器上标明更换日期,每周至少更换一次或消毒一次。

2.人员要求

用干粉配制浓缩液(A 液、B 液),应由经过培训的血液透析室护士或技术人员实施,做好配制记录,并有双人核对、登记。

(三)透析浓缩液的配制方法

1.单人份

取量杯一只,用透析用水将容器内外及量杯冲洗干净,按所购买的干粉产品说明的要求,将所需量的干粉倒入量杯内,加入所需量的透析用水,混匀后倒入容器内,加盖后左右、上下摇动容器,至容器内干粉完全融化即可。

2.多人份

根据患者人数准备所需量的干粉。将浓缩液配制桶用透析用水冲洗干净后,将透析用水加入到浓缩液配制桶,同时将所需量的干粉倒入配制桶内。按所购买的干粉产品说明书,按比例加入相应的干粉和透析用水,开启搅拌开关,至干粉完全融化即可。将已配制的浓缩液分装在清洁容器内。

(四)透析浓缩液配制的注意事项

(1)浓缩 B 液应在配制后 24 小时内使用,建议现配现用。

(2)浓缩 B 液在配制装桶后应旋紧盖子,防止 HCO_3^- 挥发。

(3)浓缩 B 液在配制过程中不得加温,搅拌时间≤30 分钟。

四、透析器与体外循环血液管路准备

透析器是血液透析中最重要的组成部分,它基本具备两大功能:溶质清除和水的超滤。透析膜是透析器的主要部分,它将血液和透析液分开。常用的透析膜有铜氨纤维素、醋酸纤维素、聚丙烯腈、聚碳酸酯、聚砜、聚醚砜膜。其中以聚碳酸酯、聚砜、聚醚砜膜的合成膜透析器是目前国际上最流行的透析器,它的特点是通透性高,对中、小分子物质的清除率高,生物相容性好而不发生补体激活。体外血液循环管路由动脉管路和静脉管路组成,它的主要功能是将患者的血液通路、透析器进行连接,达到排气、预冲、引血、循环、监测的目的。

透析器常用消毒方法为环氧乙烷、γ射线、高压蒸汽和电子束消毒。蒸汽、γ射线和电子束消毒对患者危害性小,透析管路常规用环氧乙烷消毒。新的透析器和透析管路使用前应用≥800 mL 的生理盐水进行预冲处理,以避免透析器中的"碎片"(可以进入身体的固体物质或可溶解复合物)进入体内,同时清除透析器生产过程中其他潜在的污染物和消毒剂。如怀疑患者过敏,增加预冲量,并上机循环。

(一)一次性透析器与体外循环血液管路的准备与预冲

1.物品准备与核对

(1)准备透析器、体外循环血液管路(含收液袋)、预冲液或生理盐水1 000 mL、肝素液、输液器。

(2)检查物品使用型号是否正确,包装有无破损、潮湿,以及消毒方式、有效期等。

(3)操作前应仔细阅读透析器说明书,了解不同透析膜对冲洗的要求,并严格按要求操作。

2.透析器准备

(1)确认透析器已消毒、冲洗并通过自检。

(2)连接 A、B 液,透析器进入配制准备状态。

3.患者的核对

(1)体外循环血液管路安装前再次核对患者姓名,确定透析器型号。

(2)患者在血液透析过程中更换透析器型号时,应按照说明书选择厂方提供的预冲方法。

4.评估

操作前进行评估,内容包括患者姓名及透析器和体外循环血液管路的型号、

有效期、包装情况、操作方法和物品准备。

5.操作方法

(1)确认透析器及体外循环血液管路的型号、有效期、包装有无破损,按照无菌原则进行操作。

(2)将透析器置于支架上。透析器的动脉端连接循环管路的动脉端(透析器动脉端向下),透析器的静脉端连接体外循环血液管路的静脉端。

(3)连接预冲液于动脉管路补液管处或动脉管路端口锁扣处,排尽泵前动脉管处的空气。

(4)启动血泵,流速≤100 mL/min(也可参照厂家提供的透析器说明书所建议的流速)。先后排出动脉管路、透析器膜内及静脉管路内的空气。液体从静脉管路排出至废液袋(膜内预冲),建议膜内预冲量≥600 mL。

(5)连接透析液,排出膜外空气(膜外预冲)。

(6)进行闭路循环,循环时间≥5分钟(过敏的患者可延长时间)。闭路循环时流速为250～300 mL/min,并设定超滤量为200 mL左右(跨膜预冲)。

(7)总预冲量也可按照厂家提供的说明书操作。

(8)停血泵,关闭补液管和输液器开关,透析器进入治疗状态,准备透析。

(9)注意不得逆向冲洗,密闭循环前应达到预冲量。建议闭路循环时从动脉端注入循环肝素。

(10)建议使用湿膜透析器时,先弃去透析器内保留的液体。

(二)重复使用透析器的准备与预冲

透析器重复使用(简称复用技术)始于20世纪60年代,70年代后期有不少报道。透析器重复使用涉及医学、经济、伦理、工程技术等多方面理论。透析器的重复使用是指在同一患者身上使用,不可换人使用。

1.物品的准备与检查

(1)可复用透析器、生理盐水1 000～1 500 mL、输液器、消毒液浓度测试纸和残余浓度测试纸。

(2)检查复用的透析器是否在消毒有效期内,检查透析器复用次数、有无破损,检查透析器内消毒液是否泄漏,测试消毒液的有效浓度。

(3)两人核对患者姓名及透析器型号。

(4)确认复用透析器的实际总血室容积和破膜试验。

2.透析器准备

(1)确认透析器已消毒、冲洗。

(2)连接 A、B 液,并通过自检,透析器进入配置准备状态。

3.患者的核对

(1)核对患者的姓名与透析器上标注的姓名是否一致。

(2)核对透析器重复次数与记录是否一致。

4.冲洗方法

(1)再次检查透析器上姓名是否与所治疗患者一致。

(2)排空透析器内消毒液。

(3)将生理盐水 1 000 mL 接上输液器,连接于动脉管路补液管处。

(4)安装管路,启动血泵,流速≤150 mL/min,先后排出动脉管路、透析器及静脉管路内的空气,液体从静脉管路排出至收液袋。

(5)冲洗量 1 000 mL(膜内冲洗)。

(6)冲洗量 1 000 mL 后,连接透析液,排出膜外空气(膜外冲洗),形成闭路循环,调节流速 250 mL/min,超滤量 200～300 mL,循环时间 10～15 分钟。

(7)密闭循环时从动脉端注入肝素 10 mg(肝素 1 250 U),循环时间结束后,从动、静脉端管路的各侧支管逐个排出生理盐水 30～50 mL。

(8)检测消毒剂残余量,如不合格,则应加强冲洗和延长循环时间,直到合格。

(9)停血泵,关闭补液管和输液器开关,进入治疗状态,准备透析。

5.护理评估

连接患者前做好下列评估。

(1)确认患者姓名与透析器标识、型号、消毒有效期相同。

(2)确认透析器残余消毒液试验呈阴性。

(3)确认透析器无破膜,实际的总血室容积和破膜试验在正常范围。

(4)确认循环血液管道内没有空气。

五、血液透析上、下机操作技术

以血液透析通路为动静脉内瘘为例,说明血液透析上机、下机操作技术。

(一)血液透析上机护理

患者在洗手、更衣后进入治疗室,由指定护士接诊,核对医嘱,评估后进行治疗。

1.物品准备

(1)透析器、体外循环血液管路、动静脉内瘘穿刺针、生理盐水、输液器、透析液、止血带等。

（2）治疗盘、皮肤消毒液。

（3）根据医嘱准备抗凝剂。

2.患者评估

（1）测量体温、脉搏、呼吸、血压,称体重并记录。

（2）了解患者的病史、病情,核对治疗处方。

（3）确认透析器的型号、治疗时间、血流量、透析液流量、抗凝剂、治疗药物、化验结果等。

（4）血管通路评估:听诊及触诊患者动静脉内瘘有无震颤、血肿、感染或阻塞征象。

3.设备评估

（1）透析机运行正常,透析液连接准确。

（2）正确设定透析器报警范围。

（3）复用透析器使用前,消毒剂残留检测试验应为阴性。

4.操作方法

（1）血液透析机按常规准备并处于治疗前状态,透析器、体外循环血液管路预冲完毕,确认循环血液管路内空气已被排去,动、静脉管路与透析器衔接正确,等待上机。

（2）根据医嘱设置治疗参数:超滤量、治疗时间、追加肝素用量、追加肝素泵停止时间、机器温度、电导度等。

（3）检查循环血液管路连接是否正确紧密,有无脱落、漏水,管路内有无气泡,不使用的血路管分支是否都已夹闭,动、静脉壶的液面是否调整好。

（4）检查透析液是否连接在透析器的动、静脉端,连接是否正确、紧密,有无脱落、漏水。

（5）建立血管通路。

（6）根据医嘱从血液透析通路的静脉端推注抗凝剂,应用常规肝素者,设定追加肝素。

（7）连接体外循环血液管路和血液透析通路的动脉端,打开夹子,妥善固定。

（8）调整血流量<100 mL/min,开泵,放预冲液,引血（如患者有低血压等症时,根据病情保留预冲液）。

（9）引血至静脉壶,停泵,夹闭体外循环血液管路静脉端（注:停泵和夹闭体外循环管路同时进行,可减少小气泡残留）,将其连接于血液透析通路的静脉端,打开夹子,妥善固定。

(10)再次检查循环血液管路连接是否紧密,有无脱落、漏水、漏血,管路内有无气泡。

(11)启动血泵,开始计时并进入治疗状态,打开肝素泵。

(12)准备 500 mL 生理盐水,并连接体外循环血液管路,以备急用。

(13)再次核对治疗参数,逐渐加大至治疗血流量。

5.护理要点

(1)操作过程中,护士应集中注意力,严格无菌操作,特别注意保护动、静脉端连接口,避免污染。

(2)上机前和上机后应仔细检查体外循环血液管路安装是否正确、紧密,有无脱落、漏水,管路内有无气泡,管路各分支是否都夹闭。

(3)根据医嘱正确设置各治疗参数(超滤量、治疗时间、追加肝素用量、机器温度、电导度等)。

(4)引血时,血流量≤100 mL/min。

(5)密切观察患者有无胸闷、心悸、气急等不适主诉。若患者出现不适主诉,应立即减慢引血流量,通知医师,必要时停止引血。注意观察血液透析通路引血时的流量状况,若流量不佳,应暂停引血,调整穿刺针或置管的方向,确定血液透析通路通畅的情况下,再继续引血。

(6)机器进入治疗状态后检查循环血液管路是否妥善固定,避免管路受压、折叠和扭曲。

(7)操作结束时,提醒患者如有任何不适,应及时告诉医护人员。

(8)护士结束操作后,脱手套,洗手,记录。

(二)血液透析下机护理

血液透析结束时,血液透析机发出听觉或视觉的提示信号,提醒操作者治疗程序已经结束,需将患者的血液收纳入体内。

1.物品准备

(1)生理盐水 500 mL。

(2)弹力绷带、消毒棉球或无菌敷贴。

(3)医疗废弃物盛物筒。

2.患者评估

(1)测量患者血压,如血压较低时应增加回输的生理盐水量。

(2)提示患者治疗将结束,指导患者共同对动静脉内瘘进行止血和观察。

（3）核对患者目标治疗时间和目标超滤量,并记录。

（4）询问患者有无头晕、出冷汗等不适。

3.操作方法

（1）调整血流量≤100 mL/min,关闭血泵,分离体外循环血液管路动脉端的连接。

（2）动脉端管路连接生理盐水。

（3）用消毒棉球(纱布、敷贴)压迫穿刺点止血。

（4）开启血泵:在回血过程中,可翻转透析器,使透析器静脉端朝上,有利于空气和残血排出;也可用双手轻搓透析器,以促进残血排出。

（5）静脉管路内的液体为淡粉红色或接近无色时关闭血泵,夹闭静脉穿刺针。

（6）分离体外循环血液管路静脉的连接(若回血前患者出现低血压症状,回血后先保留静脉穿刺针备用,待血压恢复正常、症状明显改善后再拔除静脉穿刺针),消毒棉球或无菌敷贴压迫穿刺点止血。

（7）在回血过程中注意观察按压点有无移位、出血等情况。

（8）按要求处理医疗废弃物。

（9）总结、记录治疗单。协助患者称体重,向患者或家属交代注意事项。

4.护理要点

（1）回血时,护士注意力要集中,严格无菌操作。

（2）禁忌用空气回血。及时处理穿刺针,防止针刺伤。

（3）患者在透析过程中如有出血倾向,如不慎咬破舌头、牙龈出血等,在透析结束后,根据医嘱用鱼精蛋白对抗肝素。

（4）注意观察透析器和体外循环血液管路的残血、凝血状况,并记录。

（5）穿刺点应用无菌敷料覆盖后,指导患者对穿刺点进行按压,防止出血;也可用弹力绷带加压包扎,松紧以能止住血、可扪及瘘管震颤和搏动为宜。

（6）告知患者起床速度不要太快,以防止发生直立性低血压,对伴有低血压、头晕、眼花者,再次测量血压。

（7）告知患者透析当天穿刺处敷料要保持干燥,穿刺侧的手臂不要用力,防止感染、出血。

（8）对老人、儿童和不能自理的患者,护士应协助称体重,并加强护理。

5.2010 年 SOP 推荐的密闭式回血方法

（1）调整血流量至 50～100 mL/min。

（2）打开动脉端预冲侧管,用生理盐水将残留在动脉侧管内的血液回输到动脉壶。

（3）关闭血泵,靠重力将动脉侧管近心侧的血液回输入患者体内。

（4）夹闭动脉管路夹子和动脉穿刺针处的夹子。

（5）打开血泵,用生理盐水全程回血。回血过程中,可双手揉搓滤器,但不得用手挤压静脉端管路。当生理盐水回输至静脉壶、安全夹自动关闭后,停止继续回血。不宜将管路从安全夹中强制取出,不宜将管路液体完全回输至患者体内,否则易发生凝血块入血或空气栓塞。

第二节　血液透析监控与护理

患者在接受血液透析治疗时,由于各种因素会导致发生与透析相关的一系列并发症。血液透析护士在患者接受治疗前、治疗中、治疗后加强护理并严密监控是降低血液透析急性并发症发生率、保证治疗安全性和治疗效果的重要手段。

一、患者入室教育

患者在接受血液透析前,建议血液透析护士对患者进行一次入室教育,内容包括以下几方面。

（1）让患者了解为什么要进行血液透析,了解血液透析对延长患者生命和提高生活质量的意义。重要的是,让患者理解并接受血液透析将是一种终身的替代治疗。

（2）介绍血液透析在国内外的进展情况,建议带患者和家属参观血液透析室,提高患者对治疗的信心。

（3）了解患者的心理问题,进行辅导和心理安抚。

（4）指导患者掌握自我保护和自我护理的技能。

（5）签署医疗风险知情同意书和治疗同意书。

（6）介绍血液透析的环境和规章制度:挂号、付费、入室流程及透析作息制度、透析室消毒隔离制度,并介绍护士长、主治医师等工作人员。

（7）进行全套生化(肾功能、电解质)检查,并了解患者的肝功能及乙型肝炎病毒、丙型肝炎病毒、人类免疫缺陷病毒、梅毒等感染情况。

(8)填写患者信息:姓名、性别、年龄、婚姻状况、原发病、家庭角色、家庭地址、联系方式(必须有 2 个家庭主要成员)、医疗费用支付情况等。做好实名制登记,患者需提供身份证。

二、患者透析前准备及评估

透析前对患者进行评估是预防和降低血液透析并发症的重要环节,内容包括以下几方面。

(1)了解患者病史(原发病、治疗方法、治疗时间),透析期间自觉症状及饮食情况,查看患者之前的透析记录。

(2)测量血压、脉搏,有感染、发热及中心静脉留置导管者必须测量体温。

(3)称体重,了解患者干体重和体重增长情况,同时结合临床症状与尿量,评估患者水负荷状况,为患者超滤量的设定提供依据。

(4)抗凝:抗凝应个体化并经常进行回顾性分析,可根据患者凝血机制、有无出血倾向、结束回血后透析器残血量等诸多因素,遵医嘱采用抗凝方法和抗凝剂量。

(5)血液通道评估:检查动静脉内瘘有无感染、肿胀和皮疹,吻合口是否扪及搏动和震颤,以确定血液通道是否畅通,做好内瘘穿刺前的准备;检查中心静脉导管的固定、穿刺出口处是否有血肿及感染等情况。

(6)对维持性透析患者,要进行心理、营养状况、居家自我照顾能力以及治疗依从性的评估,以便对患者实施个体化护理方案,提高治疗的顺应性;对糖尿病或老年患者,应采取针对性的护理措施;对危重患者,应详细了解病情,在及时正确执行医嘱之外,应进行重病患者的风险评估,并积极做好相应的风险防范准备,如备齐各种抢救用品及药物等。

(7)透析前治疗参数的设定。①透析时间:诱导期透析患者,每次透析时间为 2～3 小时;维持性血液透析患者,每周透析 3 次,每次透析时间为 4～4.5 小时。②目标脱水量的设定:根据患者水潴留情况和干体重,结合临床症状,按医嘱设定,并可采用超滤曲线进行脱水,有助于改善患者对水分超滤的耐受性。若透析机有血容量监测装置,可借助其确定超滤量。同时,也可应用钠曲线帮助达到超滤目标,降低高血压或低血压的发生率,但应注意钠超负荷的风险。③肝素追加剂量:常规透析患者全身肝素化后,按医嘱设定每小时追加剂量,若应用低分子肝素或无抗凝剂透析则关闭抗凝泵。④血流量的设定(开始透析后):血流量值(以 mL/min 为单位)一般取患者体重(以 kg 为单位)的 4 倍,在此基础上可根据患者的年龄和心血管状况予以增减。

以上各项参数在治疗过程中均可根据患者治疗状况予以调整。

三、首次血液透析护理

首次血液透析的患者需要经过诱导透析。诱导透析是指终末期肾衰竭患者从非透析治疗向维持性透析过渡的一段适应性的透析过程。诱导血液透析的目的是最大限度地减少透析中渗透压梯度对血流动力的影响和毒素的异常分布，防止发生失衡综合征，如恶心、呕吐、头痛、血压增高、肌肉痉挛等症状。因此，首次血液透析通常采用低效透析，使血液尿素氮下降不超过 30%，增加透析频率，使机体内环境有一个平衡适应过程。

(一)诱导血液透析前评估

(1)确认已签署了透析医疗风险知情同意书，已做了肝炎病毒标志物、人类免疫缺陷病毒和梅毒检查，并根据检验结果确定患者透析区域。

(2)评估患者病情，如原发病、生化检查等，评估患者对自己疾病的认知度，询问患者的饮食情况，观察有无水肿、意识和精神状况异常等其他并发症，根据患者病情制定诱导透析的护理方案。

(二)诱导透析监护

除常规内容之外，诱导期内的透析监护还应包括以下内容。

(1)使用小面积、低效率透析器。

(2)原则上超滤量不超过 2.0 L，如患者有严重的水、钠潴留或心力衰竭可选用单纯超滤法。

(3)血流量 150～200 mL/min，必要时降低透析液流量。体表面积较大者或体重较重者，可适当增加血流量。

(4)首次透析时间一般为 2 小时，通常第 2 次为 3 小时，第 3 次为 4 小时。如第 2 天或第 3 天患者透析前尿素浓度仍旧很高，同样需要缩短时间。通过几次短而频的诱导，逐渐延长透析时间，过渡至规律性透析。

(5)最初几次透析中，患者容易出现失衡症状，因此应密切注意患者透析中有无恶心、呕吐、头痛、血压增高等症状，出现上述症状时应及时处理，必要时根据医嘱终止透析。

(6)首次血液透析选用抗凝方法和剂量应谨慎，防止出血，观察抗凝效果。血液透析过程中注意静脉压、跨膜压、血液颜色变化，注意动静脉空气捕集器有无凝血块以及凝血指标的变化。透析结束时观察透析器以及血液循环管路的残血量,判断抗凝效果。

(7)健康教育:终末期肾衰竭患者通过诱导期的透析后,最终将进入维持性血液透析。由于终末期肾脏病带给患者压力,透析治疗又打破了患者原有的生活规律,给患者的工作也带来了很大的影响,导致患者普遍存在复杂的生理、心理和社会问题。因此,在患者最初几次的透析中,血液透析护士要通过与患者沟通,了解患者的需要,向患者解释血液透析治疗相关的问题,并进行血管通路自我护理和饮食营养的指导等,帮助患者调整饮食结构,制定食谱,告知限制水分、钠、钾、磷摄入的重要性,防止急、慢性心血管并发症的发生。指导患者认识肾脏替代治疗不是单一的治疗,需要多方面的治疗相结合才能达到最佳效果。通过交流,进一步促进护患双方的信任,建立良好的护患关系,使患者得到有效的康复护理。

四、血液透析治疗过程中的监控与护理

血液透析治疗过程中的监控与护理包括对患者治疗过程的监护和对机器设备的监控与处理。

(一)患者治疗过程的监控和护理

1.建立体外循环

患者体外循环建立后,护士在离开该患者前应确定:动静脉穿刺针以及体外循环血液管路已妥善固定;机器已处于透析状态;患者舒适度佳;抗凝泵已启动;各项参数正确设定;悬挂500 mL生理盐水,连接于体外循环血液管路以备急用。

2.严密观察病情变化

严密监测生命体征和意识变化,每小时测量并记录一次血压和脉搏。对容量负荷过多、心血管功能不稳定、年老体弱、首次透析、重症患者应加强生命体征的监测和巡视,危重患者可应用心电监护仪连续监护。

3.预防急性并发症

加强对生命体征的监测,重视患者主诉及透析机运转时各参数的变化,对预防和早期治疗急性并发症有着重要意义。

4.抗凝

既要保证抗凝效果,又要防止出现出血并发症。根据患者的病情采用低分子肝素、小剂量低分子肝素、常规肝素、小剂量肝素、无肝素等。

5.观察出血倾向

出血现象包括:患者抗凝后的消化道便血、呕血;黏膜、牙龈出血;血尿;高血

压患者脑出血;女性月经量增多;穿刺伤口渗血、血肿;循环管路破裂;透析器漏血;穿刺针脱落等。若发现患者有出血倾向,应及时向医师汇报,视情况减少肝素用量,或在结束时应用鱼精蛋白中和肝素,必要时终止透析。对于出血或术后患者,可根据医嘱酌情采用低分子肝素或无抗凝剂透析。依从性差的患者治疗时应严加看护,使用约束带制动,以防躁动引起穿刺针脱离血管导致出血。

(二)透析机的监控和处理

观察透析机的运转情况。任何偏离正常治疗参数的状况均会导致机器发出报警,如血流量、动脉压、静脉压、跨膜压、电导度、漏血等。若发生报警,先消音,然后查明报警原因,排除问题后再按回车键确认,继续透析。查明报警原因至关重要,例如当静脉穿刺针脱离血管时,静脉压出现超下限警报,若操作者在没有查明报警原因的情况下,将机器的回车键按了两下(按第一下为警报消音,按第二下为确认消除警报),此时透析机静脉压监测软件将会按照静脉压力的在线信息重新设置上下限报警范围,以使机器继续运转;若未及时发现穿刺针滑脱、出血状况,将会导致大出血而危及生命的严重后果。

五、血液透析结束后患者的评估与护理

(1)评估患者透析后的体重是否达到干体重,可根据患者在透析中的反应及血压状况进行评估,并可针对患者对脱水量的耐受情况,于下次透析中酌情调整处方。若透析后体重与实际超滤量不符,原因有体重计算错误、透析过程中额外丢失液体、透析过程中静脉补液、患者饮食摄入过多、机器超滤误差等。

(2)对伴有感染和中心静脉留置导管的患者,必须测量体温。

(3)透析当天 4 小时内禁止进行肌内注射或创伤性的检查和手术。透析中有出血倾向者,可遵医嘱应用鱼精蛋白中和肝素。

(4)透析中发生低血压、高血压、抽搐等不适反应的患者,透析结束后应待血压稳定、不适症状改善才可由家属陪护回家,住院患者须由相关人员护送回病房。危重患者的透析情况、用药情况、病情变化情况应与相关病房工作人员详细说明。

(5)患者起床测体重时要注意安全,防止跌倒。血压偏低或身材高大的患者,要防止直立性低血压的发生。

(6)应用弹力绷带压迫动、静脉内瘘穿刺点进行止血的患者,包扎后应触摸内瘘是否持有震颤和搏动,避免过紧而使内瘘闭塞。10～30 分钟后,检查动、静脉穿刺部位无出血或渗血后,方可松开绷带。血压偏低者慎用弹力绷带压迫动、静脉内瘘。

六、夜间长时血液透析

夜间长时血液透析是指利用患者夜间睡眠时间行透析治疗。

(一)夜间长时血液透析的优势

1.提高透析患者的生活质量

同传统的间歇性血液透析相比,该治疗方式能够改善患者高血压、左心室肥大、贫血、营养等问题,进而降低了急、慢性并发症,提高了患者生存率及生活质量。根据 6 年多的经验及临床结果,夜间长时血液透析 6 个月后,患者在生理功能、活力和社会功能等方面均有较大改善。

2.有效降低患者心血管并发症

夜间长时血液透析可有效改善血压状况。进入夜间长时血液透析 3～6 个月的患者,透析前后血压维持在较理想状态,透析中高血压及低血压发生率显著降低。

3.改善贫血

导致患者贫血难以纠正的一个主要原因是透析不充分,夜间长时血液透析患者每周透析 3 次,每次 7～8 小时,透析充分性较好,患者血液中促使红细胞增生的表达基因增多,贫血改善明显。

4.对钙、磷和尿素的清除增加

越来越多的文献显示,高血磷可增加终末期肾脏病患者的心血管疾病发生率和病死率,常规血液透析清除磷不理想,而降低血磷取决于透析时间,每次 7～8 小时的夜间透析可明显降低血磷,降低病死率。进入夜间长时血液透析 6 个月后,患者血磷、甲状旁腺素、血钙、低密度脂蛋白、尿素下降率等都有较大改善。

5.提高经济效益,降低医疗费用

据统计,夜间长时血液透析患者年平均住院次数明显减少,住院费用显著降低,用药费用与传统间歇性透析患者相比差距明显。

6.保持患者健康的心态

患者在晚上 10 点以后透析,一边透析一边进入梦乡,白天不耽误上班,做到了职业"康复",改善了患者的心境,提升了患者对治疗的依从性。

(二)夜间长时血液透析的护理

1.患者准入评估

进入夜间长时血液透析的患者,需由主治医师或护士长进行全面评估。

评估内容:自愿参加夜间透析;一般情况良好,体表面积较大;有自主活动能力;长期透析但伴有贫血、钙磷代谢控制不佳;透析不充分。

2.透析方案

每周 3 次,每次 7～8 小时。运用高通量透析器,血流量为 180～220 mL/min,透析液流量为 300 mL/min,个体化抗凝。

3.环境方面

舒适、安静、整洁、光线柔和,给患者创造一个在家中睡眠的环境。

4.制定安全管理制度及工作流程

(1)完善制度:①治疗开始的时间、陪客制度和患者转运制度等。②规范夜间工作流程,注重环节管理。③定期召开安全分析会,对容易发生护理缺陷和差错的工作环节进行分析,修订夜间工作制度和工作流程,保证治疗的安全性和可靠性。

(2)加强透析中对患者的巡视工作:透析时血液都在体外循环,稍有不慎便会带来不良后果。①在透析过程中护士应严密巡视,监测生命体征,监测循环血液管路、机器等,及时帮助患者解决夜间可能出现的问题。②观察患者有无急性并发症,积极处理机器报警。③完成患者其他治疗,保证透析安全。

(3)做好透析后患者的管理工作:①防止发生跌倒等意外,做好患者的安全转运。②透析后及时测量患者的血压,做好安全评估,嘱咐患者卧床休息 10 分钟后再起床。

(4)加强沟通和交流:个别患者对夜间长时血液透析会产生不适应、不信任,有疑虑。只要患者选择了夜间透析,我们就应该积极鼓励、支持他们的决定,让其对自己的选择充满信心。对于有些因为习惯改变而出现入睡困难或失眠的患者,需要传授一些对抗失眠的方法,如教会患者放松、听音乐;告知患者不必太紧张;寻找失眠的原因,改善睡眠质量。如果患者确实不适合夜间透析,应该及时与医师、患者及其家属进行沟通,寻找更适合患者的透析方式。

第三节　血液透析常见急性并发症护理

在血液透析过程中或血液透析结束时发生的与透析相关的并发症称为急性并发症。

一、低血压

血液透析中的低血压是指平均动脉压比透析前下降 4.0 kPa(30 mmHg)以上或收缩压降至 12.0 kPa(90 mmHg)以下。它是血液透析患者常见的并发症之一,发生率为 25%～50%。

(一)护理评估

(1)评估早期低血压症状:打哈欠、腹痛、便意、腰背酸痛、出汗、心率加快等。

(2)评估透析液温度、电解质、渗透压、超滤量或超滤率、干体重等。

(3)了解透析中患者是否进食、透析前是否应用短效降压药、患者是否存在严重贫血等。

(4)加强高危患者的基础疾病和生命体征的评估和观察,如老年患者及糖尿病、心功能不全患者等。

(二)预防

(1)注意水分和钠离子的摄入,透析期间体重增加控制在 3%～5%。对体重增长过快的患者可适当延长透析时间,防止透析过程中超滤过多、过快,以减少低血压的发生。

(2)对易发生低血压的患者,建议采用调钠透析、钠曲线透析、序贯透析或血容量监测,并适当调低透析液温度,这样可有效防止低血压的发生。

(3)识别打哈欠、便意、腹痛、腰背酸痛等低血压的先兆症状,观察脉压的变化。如发现患者有低血压先兆症状,应先测血压,如血压下降可先快速补充生理盐水。

(4)对年老体弱、糖尿病、低蛋白血症、贫血、心包炎、心律失常等血液透析患者,可应用心电监护,随时观察血压变化。透析时改变常规治疗方法,应用容量监测。对血浆蛋白浓度低的患者,应鼓励患者多进食优质动物性蛋白质。透析过程应控制饮食。

(5)及时评估和调整患者的干体重。

(6)血液透析过程应加强观察和护理,防止失血、破膜、溶血和凝血等并发症的发生。

(7)经常、及时给患者进行健康教育,如饮食控制的重要性、低血压的先兆表现、低血压的自我救治以及低血压的自我护理和防范。

(8)有些患者低血压时无明显症状,直到血压降到很低水平时才出现症状,所以透析过程必须严密监测血压。监测血压的时间,应根据患者的个体情况(如老年或儿童、糖尿病患者、体重增长过快的患者、心血管功能及生命体征不稳定患者等)而定。

(三)护理措施

低血压是血液透析过程中最常见的并发症之一,应密切观察,特别是对老年、反应迟钝及病情危重的患者要加强观察,发现低血压应立即治疗和抢救。

(1)给予患者平卧位或适当抬高患者下肢,减慢血液流速,降低超滤率,严重时快速输入生理盐水,待血压恢复正常后,再继续透析。

(2)如患者出现神志不清、呕吐,应立即给予平卧位,头侧向一边,防止窒息。

(3)密切观察血压,根据血压情况增减超滤量。如输入 500 mL 或更多生理盐水仍不能缓解者,应遵医嘱终止透析,并根据病因给予处理。

(4)如低血压症状明显,患者出现意识不清、烦躁不安时,应先补充生理盐水,再测量血压。如低血压未得到控制,可继续补充生理盐水,给高流量吸氧。如未出现血压下降,仅有肌肉痉挛,可减慢血流量,提高透析液 Na^+ 浓度,减少超滤量或使用高渗药物如 50%葡萄糖、10%氯化钠或 20%甘露醇。

(5)大多数低血压是由超滤过多、过快引起的,补充水分后可很快得到纠正。如补充液体后血压仍旧不能恢复,应考虑心脏疾病或其他原因。

(6)患者血压稳定后,在密切观察血压的同时,应重新评估超滤总量。

(7)对透析中出现低血压的患者,要寻找产生低血压的原因并做好宣教。

(8)透析过程出现低血压的患者,应待病情稳定后方能离开医院。注意防止直立性低血压发生。

(9)向患者及家属做好宣教:控制水分、自我护理和安全防范。

(10)注意观察内瘘是否通畅。

二、失衡综合征

失衡综合征是指血液透析中或透析结束后数小时所发生的暂时性以中枢神经系统症状为主的全身症候群,伴有脑电图特征性的改变。它的发生率为 3.4%～20%。

(一)护理评估

(1)对刚开始接受血液透析的患者,特别是血肌酐、尿素水平比较高的患者,应严密监测患者血压变化,注意有无头疼、恶心、呕吐等症状。

(2)对出现神志改变、癫痫发作、反应迟钝者,应加强护理和监测,并及时抢救。

(3)维持性血液透析患者因故中断或减少血液透析,应警惕失衡综合征的发生。

(二)护理措施

失衡综合征是可以预防的,充分合理的诱导透析是减少失衡综合征的主要措施。

(1)建立培训制度,早期进行宣教干预,如对于氮质血症期的患者,要告知早期血液透析的重要性。

(2)首次透析时应使用低效透析器,透析器的面积不宜过大,采用低血流量、短时透析的方法,透析时间<3 小时,同时可根据患者水肿程度、血肌酐和尿素氮生化指标,于次日或隔天透析,逐步过渡到规律性透析。

(3)超滤量不超过 2.0 L。

(4)血流量<150 mL/min,也可适当降低透析液流量。

(5)密切观察患者血压、神志等症状,防止出现失平衡。出现严重失平衡时,除了做好相应治疗外,必要时终止透析。

(6)症状严重者可提高透析液钠浓度至 140~148 mmol/L。透析过程中静脉滴注高渗糖、高渗钠或 20%甘露醇,是防止发生失衡综合征的有效方法。

(7)对已经发生失衡综合征患者,轻者可缩短透析时间,给予高渗性液体;重者给予吸氧;严重者终止透析治疗,根据患者情况采用必要的抢救措施。

(8)对首次透析、高血压、剧烈头痛的患者,应加强心理上的疏导,避免紧张情绪。如出现呕吐,应立即将头偏向一侧,以防呕吐物进入气管导致窒息。

(9)对于肌肉痉挛、躁动及出现精神异常者,应加强安全防护措施,使用床护栏或约束带,以防止意外。

(10)严密观察患者的生命体征、精神及意识状态。

(11)加强患者宣教和饮食营养管理,指导患者早期、规律、定期、充分血液透析是降低透析并发症的关键。

三、肌肉痉挛

血液透析过程中,大约有 90%的患者出现过肌肉痉挛,大多发生于透析后期。发生肌肉痉挛是提前终止透析的一个重要原因。

(一)护理评估

(1)评估发生肌肉痉挛的诱因。

(2)评估肌肉痉挛部位及肌肉的强硬度。

(3)评估透析液浓度、透析液温度和患者体重增长情况。

(二)预防

(1)对患者进行宣教,控制透析期间的水分增长,体重增加控制在3%～5%。

(2)对反复发生肌肉痉挛的患者应考虑重新评估干体重,并可通过适当提高透析液钠浓度、改变治疗模式(如序贯透析或血液滤过)等,有效预防或降低肌肉痉挛的发生。

(三)护理措施

(1)发生肌肉痉挛时,首先降低超滤速度,减慢血液流速,必要时暂停超滤。

(2)对痉挛处进行按摩,对需要站立才能舒缓疼痛的患者,必须注意患者安全。

(3)因温度过低引起的痉挛,可适当提高透析液温度,但必须确认患者不存在肌肉低灌注。

(4)根据医嘱输入生理盐水或10%氯化钠或10%葡萄糖酸钙等。

(5)使用高钠透析或钠曲线透析可减少低血压的发生,缓解肌肉痉挛症状。

(6)根据发生肌肉痉挛的原因,对患者进行宣教。

四、空气栓塞

血液透析中,空气进入体内引起血管栓塞称为空气栓塞。在当前血液净化设备和技术比较完善的状况下,空气栓塞较少发生。一旦发生空气栓塞常可危及患者生命,应紧急抢救。

(一)护理评估

(1)体外循环血液管路气泡捕获器是否置入空气监测装置。

(2)血液透析结束时全程应用生理盐水回血。

(3)确认体外循环血液管路没有气泡时,才能连接患者。

(4)确认透析器和体外循环血液管路无破损等。

(5)血液透析中心(室)对患者出现空气栓塞的紧急处理预案和抢救物品的准备是否妥当。

(二)预防

空气栓塞是威胁患者生命的严重并发症之一,应以预防为重。护士在各项操作时都应做到仔细认真,必须按照操作规范进行严格核对和检查,以杜绝血液透析时发生空气栓塞。

(1)严禁使用空气监测故障及透析液脱气装置故障的机器。

(2)上机前严格检查透析器和体外循环血液管路是否有破损;预冲过程中再次检查破损和漏气。有血路密闭自检的机器,应按流程进行血路密闭自检。

(3)连接患者时,再次检查穿刺针、透析器和体外循环血液管路之间的连接,注意端口间和连接处是否锁住。上机前必须夹闭血路管各分支。

(4)动、静脉壶液面分别调节于壶的3/4处,避免液面过低。

(5)血泵前快速补液时,护士必须守候在旁,补液完毕后及时夹闭血路管输液分支和输液器。

(6)血液透析过程中若发现体外循环血液管路内有气泡,应立即寻找原因,避免空气进入体内。空气若已进入气泡捕获器,机器将会发出警报,并终止血泵运转,同时捕获器下的静脉管路被自动夹闭,操作者切忌将静脉管路从管夹中拽出,否则空气会因压力顺管路进入体内。

(7)若空气已经通过气泡捕获器,可将动、静脉夹闭,将体外循环血液脱机循环,使管路内的气泡循环至动脉壶排气,确认整个体外循环血液管路中没有空气后,再连接患者继续血液透析。

(8)回血操作时必须精力集中,忌用空气回血,应用生理盐水回血,不可违规先打开空气监测阀。血液灌流治疗必须使用空气回血时,需由两名护士操作,泵速不得超过 100 mL/min;血液进入静脉壶后必须关泵,依靠重力将血液缓慢地回入患者体内,并及时夹闭管夹。

(9)护士在取下中心静脉留置导管的肝素帽或注射器前,确认导管管夹为夹闭状态。

(10)一旦发生空气栓塞,应立即通知医师并按照急救流程进行应急处理。

(三)护理措施

(1)发现空气栓塞后,立即停血泵,夹闭静脉穿刺针,通知医师。

(2)抬高下肢,使患者处于头低足高、左侧卧位,使空气进入右心房顶端并积存在此,而不进入肺动脉和肺。轻拍患者背部,鼓励患者咳嗽,将空气从肺动脉的入口处排出。

(3)高流量吸氧(有条件者给予纯氧)或面罩吸氧。

(4)当进入右心房空气量较多时,影响到心脏排血,应考虑行右心房穿刺抽气。

(5)必要时应用激素、呼吸兴奋剂等。

(6)发生空气栓塞时禁止心脏按压,避免空气进入肺血管床和左心房。

(7)病情严重者送高压氧舱。

五、电解质紊乱

血液透析过程出现严重的电解质紊乱,往往会危及患者的生命。

(一)护理评估

(1)评估透析液型号、浓度、批号、标识等。

(2)评估透析机电导度的默认值和允许范围。

(3)评估水处理系统的质量。

(4)对"开始透析后不久患者即出现不良反应"应予足够重视,评估患者的主诉和不适症状,及时寻找原因,及时留取血液标本和透析液标本送检。

(二)预防

(1)不同型号的透析液必须有明确、醒目的标识;A、B液应有明确标识;透析液吸管置入 A、B 液浓缩液桶前必须核对。

(2)透析液配制必须两人核对,并记录;剩余透析液混合时必须两人核对。

(3)新的血液透析机安装和调试后,必须进行生化检测。在血液透析开始后不久(30~60 分钟)即出现不明原因的恶心、头痛、头晕、烦躁等症状时,应尽快进行透析液生化检测。

(4)定期对血液透析机进行维护保养,对监控系统进行检测、校对与定标,以保证血液透析机电导度显示值与实际值的偏差在可接受的范围内。调整浓缩液混合比例泵后,必须进行透析液生化检测后方可进行血液透析。长时间不用的备用机,使用前需消毒和重新检测透析液电解质。

(5)保证透析用水的质量,水处理装置必须按要求定人、定时进行处理和维护,按质控要求定时对水质进行余氯、硬度、重金属、细菌等各项指标的检测。

(6)水处理装置日常运行状况由专人负责监管和督查,记录要有监管和督查者双人签名。

(三)护理措施

(1)疑有电解质紊乱时,应立即停止该机的血液透析。寻找原因,安慰患者,降低患者恐惧心理。

(2)留取患者血液标本,立即送检电解质(血清钾、钠、氯、钙和镁),并检测血红蛋白、网织红细胞计数、乳酸脱氢酶等溶血指标。留取透析液标本并送检(血清钾、钠、钙、镁及 pH)。

(3)疑有透析机故障时,必须立即更换透析机;疑有透析液浓度错误时,必须立即更换正常透析液;如发现水处理存在质量问题时,必须停止所有血液透析。严重时应用腹膜透析或连续性肾脏替代治疗过渡,以纠正电解质紊乱。

(4)肉眼观察到患者血液已有溶血时,透析器内和体外循环血液管路中的血液不得回输患者体内。

(5)症状严重时给予吸氧、平卧,低钠时输入高渗盐水,输入新鲜血等。必要时应用皮质激素。

(6)严重溶血,出现高钾血症时,应对患者进行有效准确的血液透析治疗,必要时行连续性肾脏替代治疗过渡。在恢复透析2～3小时后必须复查患者血液生化,直到患者电解质正常、无心力衰竭、无肺水肿,方可终止透析。

(7)评估、分析事发原因,寻找薄弱环节,完善预防制度。

六、体外循环装置渗血、漏血

体外循环装置渗血、漏血常见于:穿刺点渗血;动、静脉穿刺针脱离血管;体外循环装置连接端口出血;透析器破膜;血路管及透析器外壳破裂等。除了透析器破膜和动、静脉穿刺针脱离血管导致机器报警之外,其他状况的渗血、漏血难以被透析机及时监测到,可能滞后报警或不报警,这是血液透析监护装置不完善之处。为了弥补这一盲点,需要护士具有高度的责任心,在护理过程中严密观察,才能有效防止体外循环渗血、漏血的发生。因此,预防渗血、漏血的发生,重要的是操作者必须严格执行操作规程和核对制度,加强巡视和病情观察。

(一)穿刺针脱离血管导致出血

1.护理评估

(1)连接患者前再次检查和确认,确保体外循环装置安全可靠。

(2)血液透析过程中加强观察和护理,及时发现和解决问题。

(3)对可能引起体外循环装置漏血的患者,如老年意识不清、不能配合伴有烦躁者,加强巡视观察和护理,加强沟通或约束,以防穿刺针脱落导致出血等并发症。

2.预防

(1)血液透析过程中,严格巡视和观察穿刺部位是否有出血、渗血等情况。

(2)穿刺时刺入血管的穿刺针应不少于钢针的4/5。妥善固定穿刺针及血路管,加强观察和宣教,取得患者配合。

(3)告诫患者透析中内瘘穿刺侧手臂不能随意活动,变换体位时请护士协助。

(4)对于意识不清或躁动者,应用约束带将穿刺部位固定并严密观察。

(5)透析过程中穿刺部位不应被棉被包裹。

3.护理措施

(1)发现穿刺点渗血,寻找原因并即刻处理,如压迫、调整针刺位置、调整固定方法等,做好记录。

(2)穿刺针、血路管、透析器端口衔接不严密而引起漏血时,尽快将血路管、透析器端口重新连接并锁紧。各端口连接锁扣时注意不能用力过大,防止锁扣破裂出血。

(3)静脉穿刺针脱离血管会引起机器静脉低限报警,应先消音,仔细检查报警原因,排除问题后再按回车键继续透析。若不查明状况即予以消除警报,机器的静脉压监测软件将会按照静脉压力的在线信号重新设置上下限报警范围,使机器继续运转,将导致患者继续失血。若静脉穿刺针脱离血管,患者出血量较多或已发生出血性休克,应尽快将体外循环的血液回输给患者,以补充血容量,并立即通知医师。

必要时根据医嘱、患者失血情况予以输血、输液、吸氧等对症处理。血容量补足后可继续血液透析。

做好患者安抚工作,分析原因,进一步完善预防措施。

(4)动脉穿刺针脱离血管将导致患者血液从动脉穿刺点快速渗出,同时空气会被吸入动脉管内,此时机器动、静脉压监测器亦会发出低限警报。

若动脉穿刺针脱离血管,快速压迫动脉穿刺点,消毒后重新做动脉穿刺。若空气已进入透析器,则将空气排出。若发现与处理及时,无需特殊用药处理。

根据患者血压、失血量及时予以输血、输液、吸氧等对症处理。血容量补足后可继续血液透析。

做好患者安抚工作,分析原因,进一步完善预防措施。

(二)体外循环装置出血

1.护理评估

(1)使用的血路管、透析器应是证照齐全的合格产品。

(2)在引血前应确认装置连接准确。

(3)及时判断出血位置、出血量,评估患者病情。

(4)及时处理和汇报。

2.预防

(1)体外循环装置各端口连接严密。

(2)有血路密闭自检功能的机器,必须进行血路密闭自检。

(3)患者上机后应再次检查血路管、透析器连接端口是否严密,侧支是否夹闭。

(4)复用透析器必须进行破膜测试。

(5)危重患者做好安全防范。

3.护理措施

(1)血路管或透析器外壳破裂时,应及时更换血路管或透析器。

(2)若透析器外壳破裂,造成患者失血较多时,立即将体外循环血液全部回输患者体内或补充血容量。观察患者血压、神志,做好配血、输血、吸氧等。

(3)透析器破裂更换:①预冲新透析器。②关闭血泵,关闭透析液。将透析器破裂端向上,夹闭透析器破裂端穿刺针或导管,取下透析器破裂端连接的血路管,利用重力或压力将透析器内血液缓慢回输患者体内。严格注意无菌操作,防止空气栓塞。③取下破裂透析器,连接新透析器,打开夹子,缓慢开启血液泵和透析液,继续血液透析(注:若按常规回血或输液,血液将会从透析器破口处漏出,增加患者出血量)。

(4)穿刺针保留在原位,根据医嘱进行对症处理。分析原因,完善防范措施。

七、破膜漏血

血液透析机一般采用光电传感器或红外线测量透析液中有无血液有形成分存在。在规定的最大透析液流量下,当每分钟漏血>0.5 mL时,漏血报警器发出声光报警,同时自动关闭血泵,并阻止透析液进入透析器。

(一)护理评估

(1)从透析器静脉端出口监测透析液,鉴别真假漏血。

(2)寻找漏血原因,如静脉回路受阻、透析器跨膜压过高、抗凝不当等。

(3)排除假漏血。

(二)预防

(1)使用前加强检查,注意透析器的运输和储存,运输过程应表明"小心轻放",湿膜透析器储存温度不得低于4 ℃。临床使用时,如透析器不慎跌地或撞击,应先做破膜测试后再使用。

(2)透析器复用时严格按照规定的复用程序操作;建议复用机清洗消毒;冲

洗透析器时,要注意透析管路不要扭曲,接头不能堵塞,水压控制在 $0.096\sim$ 0.145 MPa($1.0\sim1.5$ kg/cm^2)。

(3)透析器与次氯酸钠等消毒剂在高浓度和长时间接触后对透析膜有损害,易导致破膜。因此,在消毒透析器时消毒剂浓度应按标准配制,不能随意提高浓度。

(4)在血液透析过程中或复用透析器时,避免各种原因造成血液侧或透析液侧压力过高。

(5)复用透析器应做破膜测试;复用透析器储存柜温度为 $4\sim10$ ℃,不可低于 4 ℃。

(6)透析机必须定时维护,若漏血监护装置发生故障,应及时修复,排除故障后方可使用。

(三)护理措施

(1)使用前加强检查。

(2)当发生漏血时,做如下处理:①血泵停止运转,透析液呈旁路。②恢复血泵运转,将血流量减至 150 mL/min(血泵运转可保持正压)。③当确认为漏血时,将透析液接头从透析器上返回机器冲洗桥,排尽膜外透析液,防止透析液从破膜处反渗至膜内污染血液。④立即进行回血(同时进行新透析器的预冲准备),回血后更换透析器,继续透析。⑤有报道称,当透析器破膜面积较大时,应弃去透析器内血液。

(3)恢复患者原治疗参数,但中途回血所用生理盐水量应计算于超滤量内。

(4)可根据医嘱,决定是否应用抗生素。

(5)安慰患者,缓解患者紧张情绪。

(6)当机器出现假漏血报警或真漏血不报警时,请工程师检查机器状况。

八、凝血

透析器凝血后可以使透析膜的通透性下降而影响透析效果,严重时可堵塞透析管路造成无法继续透析,导致透析患者的血液大量丢失。

(一)凝血分级指标

(1)0级:抗凝好,没有或少有几条纤维凝血。

(2)1级:少有部分凝血或少有几条纤维凝血。

(3)2级:透析器明显凝血或半数以上纤维凝血。

(4)3级:严重凝血,必须及时更换透析器及管路。

(二)护理评估

(1)操作者肉眼观察或用生理盐水冲洗后观察,可见血液颜色变深、透析器发现条纹、透析器动静脉端出现血凝块、传感器被血液充满。

(2)体外循环的压力改变:透析器阻塞,引起泵前压力上升,静脉压力下降;静脉壶或静脉穿刺针阻塞,泵前压和静脉压上升;凝血广泛,所有压力均升高。

(三)预防

(1)规范预冲透析器是防止透析器凝血的关键措施之一。

(2)在患者没有出血的状态下,合理规范应用抗凝剂(除非患者病情需要应用无肝素和小剂量肝素治疗)。

(3)维持生命体征的平稳,血流量能够维持在 $200 \sim 300$ mL/min;注意血管通路的准确选择,防止再循环;防止超滤过多、过快,导致血液浓缩。

(4)严密观察血流量、静脉压、跨膜压变化;观察有无血液分层;观察血液、滤器颜色,静脉壶是否变硬,及时发现凝血征兆。

(5)无抗凝、小剂量抗凝或患者有高凝史者,血液透析过程中要保证足够的血流量。透析过程应间歇(15～30 分钟)用生理盐水冲洗透析器及血路管,注意观察血路管及透析器颜色、静脉压力变化等。

(6)建议高凝患者血液透析过程不在体外循环中输血液制品或脂肪制剂,减少促凝因素。

(7)透析器的复用应严格按照质控要求进行,充分氧化残存纤维蛋白,如果透析器残血不能完全清除干净,则应丢弃。

(四)更换透析器护理流程

(1)减慢或停止血泵,向患者做简单说明和心理安慰。

(2)预冲新的透析器。

(3)停止血泵,透析液呈旁路。卸下透析液连接端,夹闭动脉管路,利用压力将透析器内残余血回输患者体内。夹闭静脉端管路,连接循环管路和透析器,打开各端夹子,重新启动血液循环。

(4)根据医嘱确定是否加强抗凝,恢复或重新设置治疗参数。

(5)观察患者对更换透析器的反应,及时做好相应护理记录。

九、溶血

血液透析过程中发生溶血的情况比较少见,但一旦发生溶血,后果严重,危及患者生命。

（一）护理评估

（1）患者的主诉和不适症状，有相关体征和症状时立即通知医师。

（2）透析液型号、浓度，透析机电导度、温度。

（3）水处理系统的质量状况。

（4）血液透析过程是否有输血等。

（5）循环血液管路的血液颜色。

（二）预防

（1）严格查对透析液型号。

（2）定期对血液透析机进行维护和检测；透析机出现浓度故障时，维修后必须检测电解质；新的透析机在使用前必须测定电解质2次以上；闲置透析机再使用前，应进行消毒后测定透析液电解质；患者在血液透析过程中出现发热等症状时应及时测试透析液温度；定期对血泵进行矫正和检测。

（3）加强对水处理系统的管理：定期对水质进行检测，定期更换活性炭。

（4）严格重复使用制度：复用透析器时上机前充分预冲并检测消毒剂残余量。

（5）严格执行查对制度，杜绝异型输血的发生。

（三）护理措施

（1）一旦发现溶血，必须立即关闭血泵、夹住体外循环血液管路，并终止透析，通知医师，寻找原因。

（2）留取患者血液标本，立即送检电解质（血清钾、钠、氯、钙和镁），并检测血红蛋白、网织红细胞计数、乳酸脱氢酶等溶血指标；留取透析液标本送检（钾、钠、钙、镁及 pH）。

（3）如确诊溶血，丢弃透析器及体外循环血液管路中的血液。

（4）给予患者吸氧、平卧、心理安慰，严密观察患者生命体征。

（5）当出现严重高钾血症或伴有低钠血症时，必须重新建立体外循环，进行有效血液透析，纠正电解质紊乱；当水处理系统发生故障且不能很快修复时，患者出现严重电解质紊乱，需以连续性肾脏替代治疗过渡，及时挽救患者生命。

（6）及时处理相关并发症，如低血压、脑水肿、高血钾等；及时纠正贫血，必要时输注新鲜血液。

（7）评估、分析事发原因，寻找薄弱环节，完善预防制度。

十、发热

血液透析中的发热是指在透析过程中或结束后出现发热,原因有热源反应、各种感染、输血反应、高温透析及原因不明的发热等。

(一)护理评估

(1)血液透析治疗之前应了解患者透析期间是否有发热现象,是否存在感染、感冒、咳嗽等,并测量体温。

(2)评估留置导管患者局部伤口是否清洁、干燥,导管出口处是否存在渗血、渗液、红肿等现象,透析期间和透析前后是否有发冷、寒战等。

(3)检查体外循环血液管路、透析器、采血器、生理盐水等的有效期,注意外包装无破损等。

(4)合理评估血液透析过程中无菌操作技术是否存在缺陷等。

(5)评估水处理系统的维护质量和检测方法。

(二)预防

(1)严格遵守无菌技术操作规程,杜绝因违反操作规程而发生的感染,并随时观察、及时处理。

(2)对疑似感染或深静脉留置导管患者,上机前必须先测量体温。如发现患者已有发热,应由医师确认原因给予治疗后再行血液透析。

(3)一旦发热,应立即查找原因,如为器械污染或疑似污染,应立即更换器械。

(4)加强水处理系统的管理和监测。

(三)护理措施

(1)做好心理护理,缓解患者紧张焦虑情绪。

(2)密切观察患者体温、脉搏、呼吸、血压等生命体征的变化,根据医嘱采用物理或药物等降温方法。

(3)遵医嘱对体温>39 ℃患者给予物理降温、降低透析液温度或药物治疗,服用退热剂后应密切注意血压变化,防止血压下降。降温30分钟后需复测体温并详细记录。

(4)对畏寒、寒战的患者应注意保暖,并注意穿刺部位的安全、固定,防止针头滑脱。

(5)患者出现恶心、呕吐时,应让其头偏向一侧,避免呕吐物进入气道引起窒息。

（6）高热患者由于发热和出汗，超滤量设定不宜过多，必要时加以调整。

（7）为了维持一定的血药浓度，发热患者的抗生素应根据药代动力学原理给予合理应用，大多数药物应在血液透析结束后使用，确保疗效。

（8）血液透析结束后再次测量体温。

（9）做好高热护理的宣教和指导，嘱患者发生特殊情况时应及时就医。

十一、高血压和高血压危象

血液透析过程中出现的高血压往往发生于血液透析过程中或透析结束后，表现为：①平均动脉压较透析前增高≥2.0 kPa（≥15 mmHg）。②超滤后2～3小时，血压升高。③血液透析结束前30～60分钟，出现血压增高。

（一）护理评估

（1）监测血压，透析过程中，当患者动脉压较透析前增高≥2.0 kPa（≥15 mmHg）时，应加强观察和护理。

（2）再次检测和确认透析液温度、电导度、超滤量、钠曲线、干体重等。

（3）患者出现头晕、与平时不同的头痛、恶心、呕吐、活动不灵、肢体无力、肢体麻木或突然感到一侧面部或手脚麻木等时，要注意因为高血压引起的脑卒中。

（二）预防

血液透析过程中避免出现高血压，预防工作很重要。

（1）全面评估患者病情和生活环境，根据患者实际情况进行积极的宣传教育。戒烟、戒酒，控制钠盐，每天摄入4～5 g；透析期间体重增加控制在3%～5%；维持合理的运动和良好的生活习惯。

（2）嘱患者按时血液透析。

（3）按照医嘱及时合理应用药物，有条件者每天早、中、晚各测量血压一次。

（4）利用血液透析治疗的先进模式，如调钠透析、钠曲线透析、序贯透析或血容量监测等程序，防止和减少高血压的发生率。

（5）加强对高血压患者的监测和护理，防止高血压危象及脑卒中。

（三）护理措施

高血压是血液透析过程中最常见的并发症之一，应密切观察并积极处理。

（1）血液透析过程中患者血压有上升趋势时，应加强观察和护理。

（2）进行心理疏导，缓解患者紧张情绪。

（3）根据患者血压，应用透析程序如调钠、序贯、容量监测等，合理超滤和达到干体重。

（4）根据医嘱及时应用降压药物，并注意药物的应用规则，如浓度、滴速、避光等。

（5）血液透析过程中出现高血压，进行治疗后应再测血压，待患者血压平稳后才可离开。

（6）出现高血压并发脑卒中时，注意下列护理：①患者绝对卧床，保持安静，控制情绪；对神志不清的患者注意安全护理。病情严重时及时通知家属并进行沟通。②危重患者减少搬动，给予吸氧、心电监护，必要时脑部用冰帽冷敷。③根据医嘱及时给予治疗，应用降压药时应严格注意血压变化和药物滴速，防止血压波动；注意血管通路的保护，防止通路滑脱或出血；患者出现剧烈头痛、呕吐等神经系统改变时，应立即把头侧向一边，及时清除呕吐物，保持气道通畅，必要时停止血液透析，停止血液透析前根据医嘱应用肝素拮抗剂，防止抗凝剂造成出血。

据报道，加强健康教育、限制水钠、调整透析处方、控制干体重增长、合理应用降压药是减少血液透析过程中发生高血压的主要方法。

十二、心力衰竭

血液透析过程出现心力衰竭较为少见，但是不少患者因为疾病因素加上情绪激动、烦躁、紧张等，在透析过程中或尚未透析时出现心力衰竭。

（一）护理评估

（1）透析前严格查体，评估患者的体重增长、血压情况及心功能状况。

（2）评估患者的情绪和心理状况，消除其抑郁、紧张情绪。

（3）评估患者血管通路的流量，对高位或严重扩张的动、静脉内瘘进行监测和护理观察。

（4）对贫血及严重营养不良者进行干预。

（二）预防及护理

（1）患者取坐位或半卧位，两腿下垂，以减少回心血量。对诱发原因进行及时了解，稳定患者情绪，防止坠床和导管脱落。

（2）高流量吸氧，必要时给予 20％～30％乙醇湿化吸氧。

（3）立即给予单纯超滤，排出体内多余的水分。

（4）血流量控制在 150～200 mL/min，以免增加心脏负担。

（5）根据医嘱给予强心和血管扩张药。

(6)向患者做好解释工作,减轻患者的恐惧和焦虑情绪,减轻心脏负担,降低心肌的耗氧量。

(7)充分血液透析,严格控制水分,对有营养不良和低蛋白血症的患者应鼓励其摄入高蛋白质的食物。

十三、恶心、呕吐

恶心为上腹部不适、紧迫欲吐的感觉;呕吐是胃或部分小肠内容物通过食管反流经口腔排出体外的现象。恶心常为呕吐的前期表现,常伴有面色苍白、出汗、流涎、血压下降等,但也可只有恶心没有呕吐,或只有呕吐没有恶心。在血液透析急性并发症中,恶心、呕吐较为常见,发生率为10%~15%。

(一)护理评估

(1)透析前严格查体,了解个体透析前已有的症状与体征,并初步评估导致此症状与体征的原因。

(2)透析前严格执行透析机的自检程序,确保各项透析安全界限在正常范围,各程序均在正常透析状态。

(3)每天检查水处理系统的总氯、余氯、水质硬度;每月检测内毒素一次;每年检测重金属一次;保持水质良好。

(4)详细了解患者的饮食与精神状态,加强沟通与宣教。

(5)加强患者透析中的监测、观察,及时发现呕吐先兆,对症处理,减轻患者痛苦。

(二)预防

恶心、呕吐不是一个独立的并发症,由很多因素所致,应密切观察。特别是刚进入透析治疗阶段的患者、老年患者、反应迟钝及病情危重的患者更应加强观察,及时干预、治疗以预防相关并发症。

(1)严格处理透析用水及透析液,保证透析用水的纯度,保证水质各项指标均在正常范围,杜绝透析液连接错误。

(2)严格控制超滤量和超滤率,根据恶心、呕吐的原因,采取干预措施:控制患者透析期间的体重增长,防止因超滤过多、过快导致低血压而出现恶心、呕吐症状;透析前减少降压药、胰岛素用量,防止透析中出现低血压、低血糖;定期评估干体重。

(3)加强健康教育,特别是个体化、针对性的健康教育,帮助患者适应透析生活。

(4)严格按照操作规程进行规范化操作,可有效减少各类并发症的发生。

(三)护理措施

(1)患者出现恶心、呕吐时,立即停止超滤,减慢血液流速,头偏向一侧,及时清理呕吐物,避免呕吐物进入气管引起窒息。

(2)如果患者血压低、大汗,应监测血压、血糖等情况,根据患者的病情补充生理盐水或高渗糖、高渗钠等。

(3)按压合谷穴可缓解恶心、呕吐症状。

(4)严格观察患者,注意呕吐的量、性状、气味、呕吐方式及特征,及时报告医师,采取相应措施。注意根据呕吐量减少超滤量,必要时及时下机。

十四、心律失常

维持性血液透析患者由于存在心脏结构和功能的改变以及内环境的异常,心律失常是常见的并发症。有报道称透析患者心律失常发生率为50%,是维持性血液透析患者发生猝死的主要原因之一。

(一)护理评估

(1)透析过程中定时观察患者的症状,一旦发现有心律失常,立即行心电监护和心电图检查,确定心律失常类型,并记录发生的时间。

(2)早期心律失常的伴随症状有胸闷、心悸、胸痛、头昏、头痛、恶心、呕吐、出汗等。

(3)了解透析患者有无心脏疾病、有无严重贫血、是否服用洋地黄类药物等。

(4)了解患者相关检查结果,如电解质、酸碱平衡情况等。

(5)加强对高危患者的基础疾病和生命体征的密切观察,如老年患者、儿童、初次透析及心功能不全患者等。

(二)预防

(1)老年人、超滤脱水量大、严重贫血、既往有心肌缺血病史者,易在透析中发生心律失常,且多发生在透析后2~5小时,以室性期前收缩最多见。

(2)宣教患者控制透析期间体重增长,避免超滤脱水过多、过快,以免血管再充盈速率低于超滤率,血容量快速下降,使原有的心肌缺血进一步加重。必要时增加透析次数或采用序贯透析法。

(3)透析过程中应严密监测患者的临床表现,如出现心悸、胸闷、心前区疼痛、头晕、出汗、躁动等症状时应考虑低血压的可能,及时停止超滤,减慢血流速度,迅速补充血容量,使用抗心律失常药物或回血终止透析。

（4）及时纠正患者的营养不良和贫血,提高其免疫力及生命质量,增强患者对透析的耐受性。

（5）对透析中出现心律失常的患者,透析前需了解患者电解质、酸碱平衡、心电图等检查结果;应用碳酸氢盐透析液及生物相容性好的透析膜,透析开始时预防性吸氧,超滤速度适当,可减少心律失常的发生;根据患者心脏功能合理调整透析中血流量,反复发生心律失常者改用腹膜透析。

对透析中出现的心律失常要积极寻找原因,消除诱因,必要时采用药物治疗。只有这样,才能有效降低心律失常的发生,提高透析患者的生活质量。

(三)护理措施

（1）加强心理护理,缓解患者的紧张情绪。

（2）加强生命体征的观察,倾听患者的主诉,一旦发现脉律不齐、脉搏无力、脉率增快、血压下降,应减慢血流量,降低超滤率或暂停超滤,给予吸氧,通知医师及时处理。

（3）密切观察胸闷、气促等症状有无好转或恶化,观察神志、生命体征、心率和心律变化,尤其是中后期心率、心律、血压的观察尤为重要,症状加重时应终止治疗。

（4）对老年、儿童、初次透析患者及心功能不佳者、动脉硬化性冠心病患者,应注意控制血流量和超滤量,给予吸氧,减轻心脏负担。

（5）做好患者宣教,指导患者做好自我护理。

第四节 维持性血液透析用药指导与护理

透析疗法是慢性肾衰竭的一种替代疗法,它不能完全代替肾脏的功能。维持性血液透析患者在漫长的透析之路中,需要一个综合、全面的治疗,包括一定的药物治疗,只有这样才能提高患者的生存率和生活质量,降低和减少透析并发症。本节介绍维持性血液透析患者药物应用的指导和护理。

一、降血压药

(一)用药指导

1.钙通道阻滞剂

根据分子结构的不同,分为二氢吡啶类和非二氢吡啶类;根据药物作用时间,可分为长效和短效制剂。目前临床上以长效二氢吡啶类最为常用,以氨氯地平为代表。优点是降压起效快,效果强,个体差异小,除心力衰竭外较少有治疗禁忌证;缺点是可能会引起心率增快、面色潮红、头痛和下肢水肿等。

2.血管紧张素转换酶抑制药

短效的有卡托普利,长效的有福辛普利、贝那普利、依那普利等。起效较快,逐渐增强,3～4周达最大作用,对糖尿病患者及心血管等靶器官损害者尤为合适;不良反应是刺激性干咳和血管性水肿,用于肾衰竭患者时应注意发生高血钾的可能。

3.血管紧张素Ⅱ受体阻滞剂

降压作用起效缓慢、持久、平稳,6～8周才达最大作用,持续时间达 24 小时以上,不良反应很少,常作为血管紧张素转换酶抑制药发生不良反应后的替换药,具有自身独特的优势。

4.β受体阻滞剂

起效较迅速,较适用于心率较快或合并心绞痛的患者,主要不良反应为心动过缓和传导阻滞,突然停药可能导致撤药综合征,还有可能掩盖糖尿病患者的低血糖症状。急性心力衰竭和支气管哮喘等患者禁用。

尿毒症患者 90% 以上均有不同程度的高血压,且绝大多数都需联合用药、长期口服药,较常用的联合方案是钙通道阻滞剂＋血管紧张素转换酶抑制药/血管紧张素Ⅱ受体阻滞剂＋β受体阻滞剂,并酌情增减剂量,不要随意停止治疗或改变治疗方案。控制血压对降低尿毒症患者心脑血管疾病死亡率具有重要作用。

(二)用药护理

(1)高血压发病率较高,是脑卒中、冠心病的主要危险因素。因此,防治高血压是预防心血管疾病的关键。常规使用降压药能有效降压,但如果不坚持用药或用药不规范,血压控制效果欠佳。

(2)降压治疗宜缓慢、平稳、持续,以防止诱发心绞痛、心肌梗死、脑血管意外等。根据医嘱选择和调整合适的降压药物,可先用一种药物,开始时小剂量,逐渐加大剂量,尽量选用保护靶器官的长效降压药物。

(3)用药前,讲解药物治疗的重要性以及需使用的药物名称、用法、使用时间、可能出现的不良反应,解除患者的顾虑和恐惧。

(4)用药时,老年患者因记忆力较差,应指导其按时、正规用药,及时测量血压,判断药物效果及不良反应。当患者出现头晕、头痛、面色潮红、心悸、出汗、恶心、呕吐、血压较大波动等不良反应时,应及时就医。

(5)尽量选择在血压高峰前服用降压药,注意监测血压,掌握服药规律。

(6)向患者宣教,提醒用药后应预防直立性低血压,避免跌倒和受伤。

(7)教会患者自测血压,注意在同一时间、使用同一血压计测量血压。

(8)透析时易发生低血压的患者,透析前降压药需减量或停用一次。

(9)透析时服用降压药者,透析结束后,嘱患者缓慢起床活动,以防止发生直立性低血压。有眩晕、恶心、四肢无力感时,应立即平卧,增加脑部血供。

二、抗贫血药

(一)用药指导

1.促红细胞生成素

起始每周用量 80～100 U/kg,分 2～3 次皮下注射,不良反应是高血压。

(1)重组人红细胞生成素注射液(益比奥):每支 1 万 U,皮下注射,每次 1 万 U,1 次/周。少数患者可能有血压升高的表现。

(2)重组人红细胞生成素-β 注射液(罗可曼):每支 2 000 U,皮下注射,每次 4 000 U,2 次/周。

(3)重组人促生素注射液:每支 3 000 U,皮下注射,每次 3 000 U,2 次/周。

同等剂量的促红细胞生成素,静脉注射后的半衰期仅 4～5 小时,皮下注射后的半衰期长达 22 小时。皮下注射 4 天后,药物浓度仍保持高浓度,因此皮下注射效果优于静脉注射。

2.铁剂

(1)维铁缓释片(福乃得):饭后 30 分钟口服,1 片/次,1 次/天,整片吞服,不得咬碎。服药期间不要喝浓茶,勿食用鞣酸过多的食物;与维生素 C 同服可增加该药吸收。

(2)琥珀酸亚铁片(速力菲):每片 0.1 g。口服,1～2 片/次,3 次/天,饭后立即服用,可减轻胃肠道局部刺激。

(3)右旋糖酐铁注射液(科莫非):每支 100 mg,静脉注射或静脉滴注,每次 100 mg,2 次/周,可发生变态反应。给予首次剂量时,先缓慢静脉注射或静脉滴注 25 mg,至少 15 分钟,如无不良反应发生,可将剩余剂量在 30 分钟内注射完。

3.其他

(1)脱氧核苷酸钠片:每片 20 mg,口服,2 片/次,3 次/天,有促进细胞生长、增强细胞活力、改变机体代谢的作用。用药期间应经常检查白细胞计数。

（2）鲨肝醇片：每片 20 mg，口服，2 片/次，3 次/天，用于各种原因引起的粒细胞减少。

（3）利可君片（利血生）：每片 20 mg，口服，2 片/次，3 次/天，用于各种原因引起的白细胞、血小板减少症。

（4）叶酸片：每片 5 mg，口服，2 片/次，3 次/天。肾性贫血辅助用药。大量服用后，尿呈黄色。

（二）用药护理

（1）促红细胞生成素，皮下注射效果优于静脉注射。

（2）剂量分散效果更好，如"5 000 U"优于"10 000 U"。

（3）透析后注射促红细胞生成素，注意按压注射部位，防止出血。

（4）剂量准确，使用 1 mL 注射器抽取药液。

（5）仔细倾听患者主诉，特别是有无头痛等不适症状。

（6）用药期间监测血压，定期查血红蛋白和肝功能。

（7）促红细胞生成素于 2～8 ℃冰箱内冷藏、避光。

三、维生素

（一）维生素 C

每片 0.1 g，口服，2 片/次，3 次/天。不宜长期服用。

（二）维生素 E

每片 10 mg，口服，2 片/次，3 次/天。不宜长期服用，大量维生素 E 可致血清胆固醇及血清三酰甘油浓度升高。

第五节　血液透析相关血标本采集

血液透析前、透析后的血尿素氮、肌酐、电解质等标本必须采自同一次血液透析。血液透析前血样必须采自透析开始前，避免血样被生理盐水或肝素稀释。血液透析后血样采用慢泵或停泵技术采集，避免血样被再循环的血液稀释，并且可以减少尿素反弹的影响。血液透析过程中血尿素氮等采样应标准化，以保证血液透析前后结果的可比性。

一、血液透析前血样采集

(一)以动、静脉内瘘或人造血管为血管通路时的血样采集

(1)在连接动脉管路前,可由动脉或静脉端采血,必须确保采血前穿刺针或管腔内没有生理盐水(或肝素)。目的是防止血样被稀释。

(2)如果血液透析已经开始或管腔内有生理盐水(或肝素),则不能采样。目的是防止采集透析后的血样或血样被稀释。

(二)以留置导管为血管通路时的血样采集

(1)血液透析前,从动脉或静脉导管内抽出封管用的生理盐水(或肝素),必须确保采血前穿刺针或管腔内没有生理盐水(或肝素)。目的是防止血样被稀释。

(2)对成人患者,采用无菌技术,从动脉导管内抽出 10 mL 血液;对儿童患者,根据封管量抽出 3～5 mL 血液。如果准备回输,则不要丢弃这些血液并保持无菌。目的是确保血样不被肝素稀释。

(3)更换注射器,抽取血样:可以回输步骤(2)中预先抽取的血液(注意:回输液必须从静脉端滤网回输)。目的是回输可以减少失血,对儿童患者尤为有益。

(4)开始血液透析。

二、血液透析后血样采集

(一)慢泵技术

减慢血泵至 50～100 mL/min,持续 15 秒。

1.目的

去除动脉穿刺针及管腔内的无效腔,使动脉穿刺针及管腔内充满没有再循环的血液,防止血管通路再循环对采样的影响。

2.方法

(1)维持血泵转速在 50～100 mL/min,持续 15 秒,从动脉管路采样点采集透析后的血液样本。目的是保证采集的血样是未经过透析的血液。

(2)停止血泵,按常规回血及卸下管路。

(二)停泵技术

透析完成后,关闭透析液或减至容许的最低血液流速,降低超滤率至 50 mL/h,或降至可能的最低跨膜压,或停止超滤。

1.目的

停止血液透析但不停止血液循环,降低体外管路凝血的危险性。

2.方法

(1)立即停止血泵。

(2)钳闭动静脉管路,钳闭动脉针管。

(3)从动脉管路采样点采集透析后的血液样本,或者在卸下动脉管路后,由动脉穿刺针直接采血。

(4)按常规回血及卸下管路。

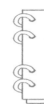

第四章　内科护理

第一节　缺血性脑血管病

缺血性脑血管病是指在供应脑的血管管壁病变或血流动力学障碍的基础上发生脑部血液供应障碍,导致相应供血区脑组织因缺血、缺氧而出现脑组织坏死或软化,并引起短暂或持久的、局部或弥散的脑损害,造成一系列神经功能缺损症候群。缺血性脑血管病是导致人类死亡的三大疾病之一,具有高发病率、高致残率、高病死率的特点,包括短暂性脑缺血发作和脑梗死。短暂性脑缺血发作是由颅内血管病变引起的一过性或短暂性、局灶性脑或视网膜功能障碍。该病好发于50～70岁人群,男性多于女性,且多有反复发作的病史,每次发作时的临床表现基本相似,一般持续数分钟,通常在1小时内完全恢复,不超过24小时,不遗留神经功能缺损的症状和体征,影像学检查无责任病灶。脑梗死又称缺血性脑卒中,是指因脑部血流循环障碍,缺血、缺氧所致的局限性脑组织的缺血坏死或软化。临床表现主要包括意识障碍、偏瘫、偏身感觉障碍、偏盲、失语、眩晕、发音及吞咽困难、复视、共济失调等。缺血性脑血管病的治疗主要依据疾病的类型、发病后的治疗时间窗及疾病严重程度实施个体化治疗方案。

一、一般护理

(1)执行内科一般护理常规。

(2)急性期卧床休息,床头抬高30°,头位不宜过高,以利于脑部血液供应。卧床患者协助定时翻身,做好皮肤的护理。意识障碍患者头应偏向一侧,保持呼吸道通畅,并可遵医嘱给予氧气吸入。

二、饮食护理

给予高蛋白、低盐、低脂、富含纤维素、清淡易消化的食物,保持大便通畅。

鼓励能吞咽的患者进食,进食时应取坐位或床头摇起 30°,进食后保持坐位或半坐位 30～60 分钟,防止食物反流。吞咽时可以采取空吞咽和吞咽食物交替进行;吞咽时头侧向健侧肩部,点头样吞咽;有吞咽困难及意识障碍者给予鼻饲流质。

三、用药护理

(一)溶栓治疗

常用药物有重组组织型纤溶酶原激活物、尿激酶。

(二)抗血小板聚集剂

常用药物有阿司匹林、氯吡格雷。阿司匹林主要不良反应为胃肠道反应,氯吡格雷较其明显减少,尤其应关注有无食欲减退、皮疹或白细胞计数减少等不良反应。

(三)抗凝治疗

常用药物有肝素、低分子肝素钙和华法林。对于长期卧床特别是合并高凝状态有深静脉血栓和肺栓塞的趋势者使用低分子肝素。对于心房纤颤的患者可使用华法林,如需长期用此类治疗,消化性溃疡及高血压患者要慎用,且应监测凝血功能,观察有无出血倾向。

(四)降纤治疗

常用药物有巴曲酶和降纤酶,适用于高纤维蛋白原血症患者,并应观察有无出血倾向。

(五)神经保护治疗

常用药物有丁苯酞、依达拉奉等。

四、并发症护理

(一)严重脑水肿及颅内压增高

严重脑水肿及颅内压增高是急性重症脑梗死的常见并发症,常用药物有 20％甘露醇、甘油果糖、呋塞米。静脉使用 20％甘露醇时,应选择粗大血管,保证滴速(250 mL 在 15～30 分钟滴完),并观察尿量及尿色,监测肾功能,如有少尿、血尿、蛋白尿提示肾功能衰竭;同时观察有无脱水过快引起的头痛、恶心等。甘油果糖 250～500 mL 静脉滴注,每天 1～2 次,每次应在 2～6 小时滴完,注意监测出入量。

(二)吞咽困难及肺炎

应在患者进食前进行饮水试验,评估吞咽功能。有吞咽困难者给予鼻饲流质,避免发生吸入性肺炎。

(三)深静脉血栓

观察有无栓子脱落导致皮肤肿胀、发红、肢体疼痛等。鼓励患者早期活动,保持良肢位,遵医嘱使用弹力袜等。

五、病情观察

(1)脑梗死后应注意血压监测,患者血压应维持在较平时稍高的水平,血压过高[收缩压＞29.4 kPa(＞220 mmHg)或舒张压＞16.0 kPa(＞120 mmHg)]应用减压药物。当血压偏低时,应积极查明病因,给予相应处理,必要时采用扩容升压药治疗。

(2)密切观察生命体征,如头疼、呕吐、血压下降、心率增快、呼吸不规则、意识状态改变等颅内压增高的表现,有变化及时通知医师,并做好记录。

(3)监测血糖:当患者血糖超过 11.1 mmol/L 时,应给予胰岛素治疗;当低于 2.8 mmol/L 时,应予以葡萄糖口服或注射治疗。

六、健康指导

(1)介绍缺血性脑卒中的危险因素及预防方法,掌握康复治疗知识与自我护理方法,鼓励患者树立信心,保持心情愉快,情绪稳定,避免紧张情绪,坚持功能锻炼。

(2)患者发病 24 小时之后,如生命体征稳定,即可开始康复锻炼,昏迷患者给予被动运动,清醒者指导参与被动及主动运动,防止肌肉萎缩、肢体挛缩变形。

(3)指导患者进行合理饮食及规律生活:进低盐低脂、富含维生素、清淡易消化的食物,改变不良的饮食及生活习惯。养成良好的排便习惯,保持大便通畅。

(4)告知患者改变姿势时动作应缓慢,防止直立性高血压。

(5)指导患者及其家属做患肢按摩和被动运动,有语言障碍的患者应进行语言训练,过程中应避免劳累。

(6)预防复发:遵医嘱正确服用相应药物,定期门诊复查,动态了解血压、血糖、血脂变化和心脏功能情况,预防并发症和脑卒中的复发。

(7)指导患者自我评估及监测病情,定时复查。如出现肢体麻木、无力、头晕、头痛、视物模糊、语言表达困难等症状时要及时就医。

第二节　急性脊髓炎

急性脊髓炎为脊髓白质脱髓鞘或坏死所致的急性脊髓横贯性损害,常在感染后或疫苗接种后发病。急性脊髓炎的发病可能与感染病毒后自身系列免疫反应相关。任何年龄均可发病,中青年多见,无性别差异。发病无季节性,秋冬和冬春季发病较多。部分患者病前数天或1～2周有发热、全身不适或上呼吸道、消化道或泌尿道感染史或疫苗接种史,可有过劳、外伤、受凉及精神刺激等诱因。病变多局限于脊髓的数个节段,最易受侵的为胸髓,有横贯性脊髓损害症状,以程度不等的括约肌功能障碍、感觉平面障碍、截瘫为主要表现,部分患者发病后,感觉障碍和截瘫水平不断上升,可波及颈髓,引发呼吸肌麻痹和四肢瘫痪甚至死亡。急性脊髓炎急性期综合疗法包括精心护理、防止并发症、早期康复训练和配合适当药物治疗。急性脊髓炎的治疗包括药物治疗和康复治疗。药物包括类固醇皮质激素、免疫球蛋白、B族维生素等,其中最为常用的为类固醇皮质激素。

一、一般护理

(1)执行内科一般护理常规。

(2)患者肢体运动、感觉障碍及疼痛期间卧床休息,定时更换体位,在易受压部位加用皮肤保护贴以防皮肤受损或压疮的发生。做好患者安全评估及自理能力评估,保证患者安全。

二、饮食指导

(1)给予高蛋白、高维生素易消化的食物,多吃蔬菜和水果,以刺激肠蠕动,减轻腹胀和便秘。

(2)鼓励患者多饮水,每天摄水量应在1 500 mL以上,预防或减少泌尿系统感染。

(3)在应用糖皮质激素药物治疗期间,多食用高钾低盐食物,同时注意含钙食物的摄取及维生素D的补充。

三、用药护理

(1)类固醇皮质激素:急性期可用大剂量甲泼尼龙短程冲击疗法,在一定程度上可控制病情进展,但临床症状明显改善通常出现在 3 个月后,或用地塞米松静脉滴注,1~2 个月后随病情好转逐步减量停药。

(2)大剂量免疫球蛋白滴注:近年来,国内外采用免疫球蛋白滴注治疗多种自身免疫病取得良好疗效,本病可试用,或在类固醇皮质激素治疗无效时试用,临床疗效有待系统研究评价。

(3)抗病毒药物,如阿昔洛韦、泛昔洛韦及伐昔洛韦等可酌情选用,重症患者或合并细菌感染需加用抗生素。

(4)胞磷胆碱、ATP、B 族维生素及血管扩张剂如烟酸、地巴唑等,对促进恢复可能有益。

(5)中药治疗以清热解毒、活血通络为主。

(6)密切观察药物疗效及不良反应:应用糖皮质激素应随病情好转遵医嘱减量,注意观察有无消化道出血倾向,观察大便颜色,定期复查便潜血。定期复查血钾,防止出现低钾血症。观察患者是否有恶心、呕吐等胃肠道刺激症状。

四、并发症护理

(一)排尿功能障碍的护理

尿潴留患者应留置导尿管,定期更换尿管和尿袋,定时夹松导尿管以训练膀胱的舒缩功能,保持会阴部清洁,预防尿路感染。

(二)躯体功能障碍的护理

协助患者生活护理,尽早进行康复训练,维持肢体正常运动功能,保持肢体功能位置,防止关节变形和肌肉萎缩。长期卧床患者应加强皮肤护理,保持床单位整洁干燥,预防压疮的发生。

(三)感觉功能障碍的护理

受累平面以下忌用热水袋或其他保温用具,防止烫伤。每天用温水擦洗,以促进血液循环和感觉恢复。

五、病情观察

(1)急性期重症患者或上升性脊髓炎患者,特别是病变损害节段达到上胸段或颈段时出现呼吸肌麻痹,呼吸肌麻痹是重症患者死亡的重要原因,可危及生命。严密观察患者呼吸频率、深度变化,评估患者运动和感觉障碍的平面是否上升;保持呼吸道通畅,指导患者进行有效咳痰,必要时予以吸痰。

(2)急性脊髓炎患者会出现排尿功能障碍,急性期尿潴留,无膀胱充盈感,尿意丧失,逼尿肌麻痹,自主排尿不能,呈无张力性神经源性膀胱。注意观察排尿有无异常,必要时留置导尿管,每4~6小时定时开放。当膀胱功能逐渐恢复,残余尿小于100 mL时,应拔出导尿管,恢复自行排尿。

(3)观察用药后的不良反应,如消化道出血、肌无力等。

六、健康指导

(1)疾病知识指导:指导患者及家属掌握疾病康复知识和自我护理方法,鼓励患者克服紧张焦虑的情绪,树立战胜疾病的信心。

(2)饮食指导:加强营养,多食高蛋白、高纤维素的食物,保持大便通畅。

(3)生活与康复指导:患者卧床期间应定时翻身,预防压疮。肌力开始恢复后应加强肢体功能训练,指导家属患者进行功能锻炼时给予保护,防止跌倒受伤。

(4)指导患者自我评估及监测病情,掌握自理护理方法,必要时定时复查。

第三节　病毒性脑膜炎

病毒性脑膜炎是病毒侵犯脑膜引起的中枢神经系统感染性疾病。病毒性脑膜炎病原复杂,可引起该病的病毒有100多种,常见病毒有脊髓灰质炎病毒、柯萨奇病毒、麻疹病毒、单纯疱疹病毒、巨细胞病毒等。本病以夏秋季为高发季节,多急性起病。临床表现为病毒感染的全身中毒症状,如发热、腹泻、头痛、恶心、呕吐和颈强直等脑膜刺激征。不同的病毒所致病情轻重不等,轻者可自行缓解,预后良好,重者可引起严重的神经受损,颅内压增高,甚至导致死亡,或留有严重的后遗症。本病是一种自限性疾病,主要是对症治疗、支持治疗和防止并发症,一般采取退热、降低颅内压、抗病毒、止痛、抗癫痫等。

一、一般护理

(1)执行内科一般护理常规。

(2)保持病房安静整洁空气流通,有防蚊措施,光线不宜过强,减少探视避免不良刺激而诱发惊厥;做好口腔护理,提高患者的舒适度;定时协助更换体位,预防压疮,并给予生活照护。

(3)体温过高的护理:保持病室适宜温、湿度,体温高于38 ℃患者应给予物理降温,如头部冷敷、头置冰袋、温水擦浴等,降温后30分钟复测体温。物理降温不佳时,遵医嘱给予退热药,同时增加摄入量,鼓励患者多饮水,必要时遵医嘱静脉补充液体。保持口腔清洁并给予口腔护理。注意发热规律、特点及伴随症状,出现惊厥时及时处置,大汗时防止虚脱。高热呕吐者取头高卧位,头偏向一侧,以防呕吐物吸入造成窒息。

(4)呼吸道护理:保持呼吸道通畅,头偏向一侧,抽搐发作时,口内置舌垫,及时清理口鼻分泌物,并记录发作部位、顺序、表现、持续时间、发作频次、伴随症状等。

二、饮食护理

保持充足水分,1 000～2 000 mL/d,给予高热量、清淡、易消化、富含维生素的食物,少量多餐,减少腹胀,防止误吸,不能经口进食者及时给予鼻饲流质饮食,并做好留置胃管的护理。

三、用药护理

遵医嘱正确给药,评估用药效果。

(1)颅内压高的患者要遵医嘱给脱水剂,注意监测尿量。常用的脱水剂有甘露醇、甘油果糖,使用20%甘露醇静脉滴注,脱水时要保证绝对快速输入,20%的甘露醇100～250 mL要在15～30分钟滴完,注意防止药液外漏,并注意尿量、血电解质及肾功能的变化,尤其注意有无低钾血症发生,并及时作出对症处理。患者每天补液量可按尿量加500 mL计算。按时给予脱水剂进行降低颅内压治疗,密切观察生命体征尤其是瞳孔变化,控制血压,防止发生脑疝,开通并保持静脉通路,一旦发生脑疝,立即静脉使用脱水剂降低颅内压。备好气管切开包、脑室穿刺引流包、监护仪、呼吸机和抢救药物。

(2)发热患者应用抗生素:首选头孢曲松、头孢拉定等可透过血-脑屏障的药物。

(3)抗病毒药:抗病毒治疗可缩短病程,这类药物中应首选阿昔洛韦,一般每次剂量为5 mg/kg静脉滴入,1次/8小时,每次滴入时间>1小时,连续给药7～10天。本药分子量小,容易通过血-脑脊液屏障,但因本药呈碱性,与其他药物混合容易引起pH变化,加药时应尽量注意其配伍禁忌,注意用药前现配现用。不良反应有变态反应、恶心、呕吐、腹痛、下肢抽搐、舌及手足麻木感、肝功能异常、血清肌酐值升高,一般在减量或终止给药后缓解。

(4)癫痫发作的患者,遵医嘱及时给药,尽快控制发作并记录发作时的临床表现。有些抗癫痫药物对肝肾功能有损害,如苯巴比妥、苯妥英钠、丙戊酸钠等,按医嘱服药后观察患者有无药物不良反应,如有无恶心、呕吐、食欲下降、全身不适、无力、昏睡等,应定期监测肝肾功能。抗癫痫药物可加速维生素 D 的代谢,所以长期服用者应在医师的指导下补充维生素 D 和甲状腺素。癫痫持续状态治疗时,地西泮 10~20 mg 静脉注射,其速度不超过 2 mg/min,或用 100~200 mg 溶于 5% 葡萄糖氯化钠 500 mL 中缓慢滴注,维持 12 小时。地西泮可抑制呼吸,注射时应注意有无呼吸抑制和血压下降情况,在给药的同时,必须保持呼吸道通畅,必要时给予吸痰或气管切开。

四、并发症护理

(一)惊厥或抽搐

严重者可有全身抽搐、强直性痉挛或强直性瘫痪。积极去除诱因,如降温、脱水等;保持呼吸道通畅,头偏向一侧,清理口腔分泌物;使用压舌板或开口器,防止舌咬伤;必要时约束,防止坠床;遵医嘱给予镇静解痉药物,如地西泮、苯巴比妥、水合氯醛等。

(二)颅内压增高

观察患者瞳孔、意识、体温、呼吸、血压变化,遵医嘱正确使用脱水剂。

五、病情观察

严密观察生命体征:血压升高、脉搏变慢、呼吸深慢是颅内压增高的典型症状。观察瞳孔是否等大等圆,对光反应的灵敏度,意识障碍程度;观察有无剧烈头痛,头痛进行性加重,且伴恶心呕吐,应警惕脑疝的发生。如有病情变化,立即通知医师,遵嘱给予脱水剂,并备好抢救物品、药品。准确记录 24 小时出入量,防止体液不足。

六、安全指导

(1)将患者安排在安静的房间,避免外界刺激,避免引起患者情绪激动的一切因素。

(2)应随时注意有无癫痫发作,24 小时有陪护,无人陪伴时不能单独沐浴或外出。

(3)患者床旁应备好发作时的抢救物品与药品,如压舌板、舌钳、氧气装置及抗癫痫药品等。

(4)癫痫发作时,注意保护头部和四肢,摘下眼镜、义齿,解开衣领腰带;用缠有纱布的压舌板置于上下白齿之间,避免舌咬伤;用手托住下颌,避免下颌关节脱位;抽搐时勿用力按压抽搐的肢体,避免骨折和脱臼。床旁有人保护,加床档,防止坠床。

(5)对精神运动性发作的患者,注意保护,防自伤、伤人或走失。

七、健康指导

(1)对清醒患者多给予交流,讲解有关知识,增强患者的信心和自理能力。

(2)向患者和(或)家属提供保护性护理及日常生活护理相关知识,提高患者生活质量。

(3)指导患者掌握肢体运动功能锻炼方法,注意肢体功能的训练,加强营养,以增强机体抵抗力。

(4)夏季注意防蚊灭蚊。

(5)如有继发癫痫者,指导其长期服用抗癫痫药,不能擅自减药或停药。

(6)出院后发现患者出现发热或伴有呕吐、抽搐等症状时,要及时送其至正规医院就医,以尽量减少后遗症发生。

第四节 心 律 失 常

心律失常是指心脏的频率、节律、起源部位、传导速度或激动次序的异常。按其发生原理分为冲动形成异常和冲动传导异常。心律失常患者可无临床症状,也可出现心悸、胸闷、头晕、乏力、黑矇,严重者可出现晕厥。治疗原则以去除诱因,积极治疗原发疾病为主,有临床症状者可选用药物治疗、电复律、起搏器或射频消融治疗。

一、一般护理

(1)执行内科一般护理常规。

(2)保证患者充足的休息和睡眠。对病情不严重的心律失常患者,鼓励其正常工作和生活,采取健康的生活方式,不熬夜,劳逸结合。严重心律失常患者应卧床休息。当心律失常发作导致心悸、胸闷、头晕等不适时采取高枕卧位或半卧位,避免左侧卧位,因左侧卧位时患者常能感觉到心脏搏动而使不适感加重。

(3)给氧:根据患者心律失常的类型及缺氧症状,对伴有血流动力学障碍出现胸闷、发绀的患者,给予 2～4 L/min 的氧气吸入。

(4)保持大便通畅:心动过缓患者避免排便时屏气,以免兴奋迷走神经而加重心动过缓。

二、饮食护理

(1)给予低热量、易消化的食物,避免饱餐及摄入浓茶、咖啡等易诱发心律失常的兴奋性食物,禁止吸烟和酗酒。

(2)合并低钾血症患者进食含钾高的食物(如橙子、香蕉等)。

三、用药护理

严格按医嘱按时按量给予抗心律失常药物,静脉注射速度宜慢(腺苷除外),一般 5～15 分钟注完,静脉滴注药物时尽量用输液泵调节速度。胺碘酮静脉用药易引起静脉炎,应选择大血管,配制药物浓度不要过高,严密观察穿刺局部情况,谨防药物外渗。观察患者意识和生命体征,必要时监测心电图,注意用药前、用药中及用药后的心率、心律、PR 间期、QT 间期等变化,以判断疗效和有无不良反应。

四、并发症护理

(一)评估危险因素

评估引起心律失常的原因,如有无冠心病、心力衰竭、心肌病、心肌炎、药物中毒等,有无电解质紊乱、低氧血症和酸碱平衡失调等。遵医嘱配合治疗,协助纠正诱因。

(二)心电监护

对严重心律失常患者,应持续心电监护,严密监测心率、心律、心电图、生命体征、血氧饱和度变化。早期识别易猝死型心律失常,严密监测。

(三)配合抢救

备好抗心律失常药物及其他抢救药品、除颤器、临时起搏器等。一旦发生猝死立即配合抢救。

五、病情观察

(1)对严重心律失常患者,应持续心电监护,密切监测心率、心律、血氧饱和度和血压,并及时记录病情变化,包括心律失常的类型、发作的频率和起止方式,患者出现的症状。

（2）当出现频发、多源、成对或 R-on-T 现象的室性期前收缩、阵发性室性心动过速、窦性停搏、二度和三度房室传导阻滞等严重心律失常时，应立即通知医师。

（3）配合医师进行危重患者的抢救，保证各种仪器（如除颤仪、心电图机、心电监护仪、临时起搏器等）处于正常备用状态。

六、健康指导

(一)疾病知识指导

讲解心律失常的常见病因、诱因及继续按医嘱服抗心律失常药物的重要性，不可自行减量或擅自换药，教会患者观察药物疗效和不良反应，有异常时及时就诊，必要时采取介入手术的方法进行治疗。

(二)生活方式指导

鼓励患者维持正常的生活和工作，注意劳逸结合，保持乐观稳定的情绪。有晕厥史的患者避免从事驾驶、高空作业等有危险的工作，有头昏、黑矇时立即平卧，以免晕厥发作时摔伤。

(三)家庭护理

教会患者自测脉搏的方法，以利于自我监测病情。对发生心脏骤停的患者，教会家属心肺复苏以备急用。

第五节　原发性高血压

原发性高血压是以血压升高为临床表现，伴或不伴多种心血管危险因素的综合征，通常简称为高血压，是多种心、脑血管疾病的重要病因和危险因素，影响心、脑、肾等重要脏器的结构和功能，最终导致这些器官功能衰竭。原发性高血压的病因为多因素，是遗传易感性（约占 40%）和环境因素（约占 60%）相互作用的结果。大多数起病缓慢、逐渐进展，一般缺乏特殊的临床表现，约 20% 患者无症状，仅在测量血压时或发生心、脑、肾等并发症时才被发现。主要治疗措施为降压治疗，原则上应将目标血压降到患者能耐受的最大水平，一般主张血压应至少 $<18.7/12.0$ kPa（$<140/90$ mmHg），65 岁及以上老年人收缩压应控制在

20.0 kPa(150 mmHg)以下,如能耐受可进一步降低。

一、一般护理

(1)执行内科一般护理常规。

(2)高血压初期可适当休息,保证足够睡眠,安排合适的运动,如散步、打太极拳等,不宜剧烈运动。

(3)保持病室安静,避免环境嘈杂。指导患者避免脑力过度兴奋,保持稳定的心态。

(4)避免潜在的危险,如迅速改变体位、活动场所光线暗、室内有障碍物、地面光滑等,必要时加用床档。

二、饮食护理

(1)减轻体重:尽量将体质指数控制在$<24 \text{ kg/m}^2$。体重降低对改善胰岛素抵抗、糖尿病、高脂血症和左心室肥厚均有益。

(2)减少钠盐摄入:每天食盐量不超过 6 g。

(3)补充钙和钾盐:多食新鲜蔬菜、喝牛奶可补充钙和钾。

(4)减少脂肪摄入:膳食中脂肪量应控制在总热量的 25%以下。

(5)限制饮酒。

三、用药护理

(1)血压控制目标值:目前一般主张血压控制目标值应$<18.7/12.0 \text{ kPa}$($<140/90 \text{ mmHg}$)。对于老年收缩期高血压患者,收缩压控制在 20.0 kPa(150 mmHg)以下,如果能耐受可降至 18.7 kPa(140 mmHg)。

(2)降压药物应用原则:①小剂量开始,逐步增加剂量。②优先选择长效制剂。③联合用药,以增加降压效果,减少不良反应。④个体化:根据患者具体情况和耐受性等,选择适合患者的降压药。

(3)用药指导:①告知有关降压药的名称、剂量、用法、作用及不良反应,嘱患者按时按量服药。②不能擅自突然停药,经治疗血压得到满意控制后,可逐渐减少剂量。如果突然停药,可导致血压突然升高,冠心病患者突然停用β受体阻滞剂可诱发心绞痛、心肌梗死等。③强调长期药物治疗的重要性,用降压药物使血压降至理想水平后,应继续服用维持量,以保持血压相对稳定。

(4)观察药物不良反应:遵医嘱给予降压药治疗,测量用药前后的血压以判断疗效,并观察药物的不良反应。如使用噻嗪类和袢利尿剂时应注意补钾,防止低钾血症；使用 β 受体阻滞剂时应注意患者心率，是否有心动过缓；硝苯地平有头痛、面色潮红、下肢水肿等不良反应；地尔硫䓬可致负性肌力作用和心动过缓；血管紧张素转换酶抑制剂可引起刺激性干咳及血管性水肿等不良反应。

四、并发症护理

高血压急症是指原发性或继发性高血压患者，在某些诱因作用下，血压突然和明显升高［一般超过 24.0/16.0 kPa(180/120 mmHg)］，并伴有进行性心、脑、肾等重要靶器官功能不全的表现。

(1)避免诱因：指导患者遵医嘱服用降压药，不可擅自增减药量，更不可突然停服，以免血压突然急剧升高。同时指导患者避免情绪激动，避免过劳和寒冷刺激。

(2)高血压急症时患者要绝对卧床休息，抬高床头，避免一切不良刺激和不必要的活动。稳定患者情绪，必要时用镇静剂。保持呼吸道通畅，吸氧。迅速建立静脉通路，遵医嘱尽早应用降压药，用药过程注意监测血压变化，避免出现血压骤降，初始阶段血压控制的目标为平均动脉压的降低幅度不超过治疗前水平的 25%，在其后 2～6 小时内将血压降至安全水平，一般为 21.3/13.3 kPa(160/100 mmHg)。如果临床情况稳定，在之后的 24～48 小时逐渐降低血压至正常水平。特别是应用硝普钠和硝酸甘油时，应严格遵医嘱控制滴速，密切观察药物的不良反应。

(3)遵医嘱监测血压，一旦发现血压急剧升高、剧烈头痛、呕吐、大汗、视力模糊、面色及意识改变、肢体运动障碍等症状，立即通知医师。

五、病情观察

(1)血压及症状监测：观察患者血压改变，必要时进行动态血压监测。评估患者头痛、头晕的程度和持续时间，是否伴有眼花、耳鸣、恶心、呕吐等症状。

(2)严密观察有无呼吸困难、咳嗽、咳泡沫痰、突然胸骨后疼痛等心脏受损的表现；观察头痛性质、精神状态、视力、语言能力、肢体活动障碍等急性脑血管疾病的表现；观察有无尿量变化、有无水肿以及肾功能检查结果是否异常，以便及早发现肾衰竭。

(3)防止低血压反应，避免受伤：①定时测量患者的血压并做好记录，患者有头晕、眼花、耳鸣、视力模糊等症状时，应嘱患者卧床休息，协助其如厕或活动，防止意外发生。②告诉患者直立性低血压的表现为乏力、头晕、心悸、出汗、恶心、呕吐等，在联合用药、服首剂药物或加量时应特别注意。③指导患者改变体位时动作宜缓慢,以防发生急性低血压反应。④避免用过热的水洗澡或蒸气浴,防止周围血管扩张导致晕厥。

六、健康指导

(一)疾病知识指导

让患者了解控制血压的重要性和终身治疗的必要性。教会患者正确测量血压的方法,指导患者调整心态,避免情绪激动,以免诱发血压增高。

(二)指导患者正确服用药物

强调长期药物治疗的重要性。告知有关降压药物的名称、剂量、用法、作用及不良反应,并提供书面材料。指导患者不能擅自突然停药,经治疗血压得到满意控制后,可以逐渐减少剂量。

(三)合理安排运动量

根据患者年龄和血压水平选择适宜的运动方式,运动强度因人而异,常用的运动强度指标为运动时最大心率达到 170 减去年龄,运动频率一般每周 3～5 次,每次持续 30～60 分钟。注意劳逸结合,运动强度、时间和频率以不出现不适反应为度,避免竞技性和力量性运动。

(四)定期复诊

根据患者的总危险分层及血压水平决定复诊时间。

第六节　支气管哮喘

支气管哮喘是由多种细胞(如嗜酸性粒细胞、肥大细胞、T 淋巴细胞、中性粒细胞等)和细胞组分参与的气道慢性炎症性疾病,这种慢性炎症与气道高反应性相关,通常出现广泛而多变的可逆性气流受限,并引起反复发作的喘息、气急、胸闷或咳嗽等症状,多数患者可自行缓解或经治疗缓解。

典型表现为发作性呼气性呼吸困难或发作性胸闷和咳嗽,伴哮鸣音,症状可在数分钟内发生,并持续数小时至数天,夜间及凌晨发作或加重是哮喘的重要临床特征。目前尚无特效的根治办法,糖皮质激素可以有效控制气道炎症,β_2 肾上腺素受体激动剂是控制哮喘急性发作的首选药物。经过长期规范化治疗和管理,80％以上的患者的哮喘症状可得到临床控制。

一、一般护理

(1)执行内科一般护理常规。

(2)室内环境舒适、安静、冷暖适宜。保持室内空气流通,避免患者接触变应原,如花草、尘螨、花露水、香水等,扫地和整理床单位时可请患者室外等候,或采取湿式清洁方法,避免尘埃飞扬。病室避免使用皮毛、羽绒或蚕丝织物等。

(3)卧位与休息:急性发作时协助患者取坐位或半卧位,以增加舒适度,利于膈肌的运动,缓解呼气性呼吸困难。端坐呼吸的患者为其提供床旁桌支撑,以减少体力消耗。

二、饮食护理

大约20％的成年患者和50％的患儿是因不适当饮食而诱发或加重哮喘,因此应给予患者营养丰富、清淡、易消化、无刺激的食物。若能找出与哮喘发作有关的食物,如鱼、虾、蟹、蛋类、牛奶等应避免食用。某些食物添加剂,如酒石黄和亚硝酸盐可诱发哮喘发作,应引起注意。

三、用药护理

治疗哮喘的药物分为控制性药物和缓解性药物。控制性药物是指需要长期每天规律使用,主要用于治疗气道慢性炎症,达到哮喘临床控制目的;缓解性药物指按需使用的药物,能迅速解除支气管痉挛,从而缓解哮喘症状。哮喘发作时禁用吗啡和大量镇静剂,以免抑制呼吸。

(一)糖皮质激素

糖皮质激素是目前控制哮喘最有效的药物。糖皮质激素给药途径包括吸入、口服、静脉应用等。吸入性糖皮质激素由于其局部抗感染作用强、起效快、全身不良反应少(黏膜吸收、少量进入血液),是目前哮喘长期治疗的首选药物。常用药物有布地奈德、倍氯米松等。通常需规律吸入1～2周方能控制。吸药后嘱患者清水含漱口咽部,可减少不良反应的发生。长期吸入较大剂量糖皮质激素者,应注意预防全身性不良反应。布地奈德雾化用混悬液制剂,经压缩空气泵雾化吸入,起效快,适用于轻、中度哮喘急性发作的治疗。吸入糖皮质激素无效或需要短期加强治疗的患者可采用泼尼松和泼尼松龙等口服制剂,症状缓解后逐渐减量,然后停用或改用吸入剂。不主张以长期口服糖皮质激素来维持哮喘控制的治疗。口服用药宜在饭后服用,以减少对胃肠道黏膜的刺激。重度或严重哮喘发作时应及早静脉给予糖皮质激素,可选择琥珀酸氢化可的松或甲泼尼龙。无糖皮质激素依赖倾向者,可在 3～5 天停药;有糖皮质激素依赖倾向者应适当延长给药时间,症状缓解后逐渐减量,然后改口服或吸入剂维持。

(二)β_2 肾上腺素受体激动剂

短效 β_2 肾上腺素受体激动剂为治疗哮喘急性发作的首选药物,有吸入、口服和静脉三种制剂,首选吸入给药。常用药物有沙丁胺醇和特布他林。吸入剂包括定量气雾剂、干粉剂和雾化溶液。短效 β_2 肾上腺素受体激动剂应按需间歇使用,不宜长期、单一大剂量使用,因为长期应用可引起 β_2 受体功能下降和气道反应性增高,出现耐药性。主要不良反应有心悸、骨骼肌震颤、低钾血症等。长效 β_2 肾上腺素受体激动剂与吸入性糖皮质激素联合是目前最常用的哮喘控制性药物。常用的有普米克都保(布地奈德/福莫特罗干粉吸入剂)、舒利迭(氟替卡松/沙美特罗干粉吸入剂)。

(三)茶碱类

具有增强呼吸肌的力量以及增强气道纤毛清除功能等,从而起到舒张支气管和气道抗感染作用,并具有强心、利尿、扩张冠状动脉、兴奋呼吸中枢等作用,是目前治疗哮喘的有效药物之一。氨茶碱和缓释茶碱是常用的口服制剂,尤其后者适用于夜间哮喘症状的控制。静脉给药主要用于重症和危重症哮喘。注射茶碱类药物应限制注射浓度,注射速度不超过 0.25 mg/(kg·min),以防不良反应发生。其主要不良反应包括恶心、呕吐、心律失常、血压下降及尿多,偶可兴奋呼吸中枢,严重者可引起抽搐乃至死亡。茶碱的治疗窗窄以及茶碱代谢存在较大个体差异,有条件的应在用药期间监测其血药浓度。发热、妊娠或年长者及患有肝、心、肾功能障碍及甲状腺功能亢进者尤须慎用。合用西咪替丁、喹诺酮类、大环内脂类等药物可影响茶碱代谢而使其排泄减慢,尤应观察其不良反应的发生。

(四)胆碱 M 受体拮抗剂

分为短效(维持 4～6 小时)和长效(维持 24 小时)两种制剂。异丙托溴铵是常用的短效制剂,常与 β_2 受体激动剂联合雾化应用,代表药可比特(异丙托溴铵/沙丁胺醇)。少数患者可有口苦或口干等不良反应。噻托溴铵是长效选择性 M_1、M_2 受体拮抗剂,目前主要用于哮喘合并慢性阻塞性肺疾病以及慢性阻塞性肺疾病患者的长期治疗。

(五)白三烯拮抗剂

通过调节白三烯的生物活性而发挥抗感染作用,同时舒张支气管平滑肌,是目前除吸入性糖皮质激素外唯一可单独应用的哮喘控制性药物,尤其适用于阿司匹林哮喘、运动性哮喘和伴有过敏性鼻炎哮喘患者的治疗。常用药物为孟鲁司特和扎鲁司特。不良反应通常较轻微,主要是胃肠道症状,少数有皮疹、血管性水肿、转氨酶升高,停药后可恢复正常。

四、病情观察

(1)哮喘发作时,协助取舒适卧位,监测生命体征、呼吸频率、血氧饱和度等指标,观察患者喘息、气急、胸闷或咳嗽等症状,是否出现三凹征,辅助呼吸肌参与呼吸运动,语言沟通困难,大汗淋漓等中重度哮喘的表现。当患者不能讲话,嗜睡或意识模糊,胸腹矛盾运动,哮鸣音减弱甚至消失,脉率变慢或不规则,严重低氧血症和高碳酸血症时,需转入重症监护室行机械通气治疗。

(2)注意患者有无鼻咽痒、咳嗽、打喷嚏、流鼻涕、胸闷等哮喘早期发作症状,对于夜间或凌晨反复发作的哮喘患者,应注意是否存在睡眠低氧表现,睡眠低氧可以诱发喘息、胸闷等症状。

五、健康指导

(1)对哮喘患者进行哮喘知识教育,寻找变应原,有效改变环境,避免诱发因素,要贯穿整个哮喘治疗全过程。

(2)指导患者定期复诊、检测肺功能,做好病情自我监测,掌握峰流速仪的使用方法,记哮喘日记。与医师、护士共同制定防止复发、保持长期稳定的方案。

(3)掌握正确吸入技术,如沙丁胺醇气雾剂、信必可都保、舒利迭的使用方法。知晓药物的作用和不良反应的预防。

(4)帮助患者养成规律生活习惯,保持乐观情绪,避免精神紧张、剧烈运动、持续的喊叫等过度换气动作。

(5)熟悉哮喘发作的先兆表现,如打喷嚏、咳嗽、胸闷、喉结发痒等,学会在家中自行监测病情变化并进行评定,以及哮喘急性发作时进行简单的紧急自我处理方法,如吸入沙丁胺醇气雾剂1~2喷、布地奈德1~2吸,缓解喘憋症状,并尽快到医院就诊。

第七节　肺部感染性疾病

肺炎是指终末气道、肺泡和肺间质的炎症,可由病原微生物、理化因素、免疫损伤、过敏及药物所致。细菌性肺炎是最常见的肺炎,也是最常见的感染性疾病之一。肺炎的病因不同,其临床表现也不尽相同。细菌性肺炎的症状可轻可重,主要取决于病原体和宿主的状态。常见症状为咳嗽、咳痰,或原有的呼吸道症状加重,出现脓性痰或血痰,伴或不伴胸痛;病变范围大者可有呼吸困难、呼吸窘迫,大多数患者伴有发热。抗感染是肺炎治疗的关键环节,包括经验性治疗和抗病原体治疗,其次是对症支持治疗,预防处理并发症。出现低氧血症者给予吸氧或呼吸支持治疗,进行无创或有创机械通气。肺炎治愈后多不遗留瘢痕,肺的结构与功能均可恢复。

一、一般护理

(1)执行内科一般护理常规。

(2)病室保持空气流通,注意隔离消毒,预防医院感染。急性期卧床休息,呼吸困难者采取半坐位,给予氧气吸入,生命体征监护。

(3)保持呼吸道通畅:指导患者有效咳嗽、咳痰。痰液黏稠者予以雾化吸入,无咳痰能力者给予经鼻或口咽通气道吸痰。观察痰液的颜色、量及气味,并做好记录。

二、饮食护理

给予足量维生素及蛋白质的软食,保证饮水量 1 500～2 000 mL。注意口腔清洁,不能自理者予以口腔护理。

三、用药护理

遵医嘱应用抗生素,观察药物疗效及不良反应。联合用药时,注意药物配伍禁忌,熟悉药物的使用方法和注意事项。

四、病情观察

(1)监测并记录生命体征、血氧饱和度,注意观察热型,尤其是儿童、老年人、久病体弱者易发生重症肺炎,如呼吸困难、发绀、嗜睡、精神萎靡等征兆。

(2)早期识别呼吸窘迫综合征征兆:如出现呼吸增快,呼吸频率≥30 次/分,并呈进行性的呼吸困难、发绀、烦躁不安、出汗等表现,应立即做好抢救准备。

（3）观察患者咳嗽、咳痰症状,有无刺激性干咳,与体位的关系。观察痰液的颜色、气味、性质和量。

五、健康指导

（1）指导患者注意休息,生活规律,劳逸结合,避免受凉、过度疲劳。

（2）对于患有慢性病、长期卧床的患者,注意体位,翻身拍背,协助排痰。做好饮食护理,避免误吸。

（3）对于需要长期治疗的真菌性肺炎,指导患者合理饮食,增强体质,定期复查,做好心理疏导,树立治疗信心。

（4）有条件者可注射流感疫苗或肺炎疫苗。

第八节　肺血栓栓塞症

肺栓塞是指各种栓子阻塞肺动脉系统时所引起的一组以肺循环和呼吸功能障碍为主要临床和病理生理特征的临床综合征,当栓子为血栓时称为肺血栓栓塞症(pulmonary thromboembolism,PTE)。肺血栓栓塞症为肺栓塞最常见的类型。引起肺血栓栓塞症的血栓主要来源于深静脉血栓(deep venous thrombosis,DVT)的形成。DVT与PTE实质上为一种疾病过程在不同部位、不同阶段的表现,两者合称为静脉血栓栓塞症(venous thromboembolism,VTE)。

PTE的症状多样,缺乏特异性,可以从无症状、隐匿,到血流动力学不稳定,甚或发生猝死。常见症状有不明原因的呼吸困难、气促、胸痛、晕厥、烦躁不安、惊恐,甚至濒死感、咯血、咳嗽、心悸等。急性肺栓塞的处理原则是早期诊断、早期干预,根据患者的危险度分层选择合适的治疗方案和治疗疗程。

一、一般护理

（1）执行内科一般护理常规。

（2）肺血栓栓塞症急性期应绝对卧床休息,一般卧床时间应在充分抗凝的前提下卧床2~3周;无明显症状且生活能自理者也应卧床。

（3）床上活动时避免突然坐起,并注意不要过度屈曲下肢。

（4）严禁挤压、按摩患肢,防止血栓脱落,造成再次栓塞。

二、饮食护理

进低脂、清淡易消化的食物,保持大便通畅,预防便秘。

三、用药护理

常用药物包括溶栓药物、抗凝药物、对症治疗药物等。

(1)溶栓药物应用护理:①密切观察出血征象,如皮肤青紫、穿刺部位出血、血尿、腹部或背部疼痛、严重头痛及意识改变等;②严密监测血压变化,当血压过高时及时通知医师进行适当处理;③建立静脉通路时,避免反复穿刺血管,静脉穿刺部位压迫止血时需加压并延长按压时间;④遵医嘱观察出凝血时间变化。

(2)抗凝药物应用护理:①使用肝素或低分子肝素前应定时监测基础活化部分凝血酶时间、凝血酶原时间及血常规,使用普通肝素时,应密切观察出血及肝素诱导的血小板减少症(heparin-induced thrombocytopenia,HIT),监测血小板计数。②应用华法林时,定期监测国际标准化比率,以调整剂量,主要不良反应是出血,发生出血时可用维生素K拮抗。在应用华法林治疗的前几周还可能引起血管性紫癜,导致皮肤坏死,应密切观察。

(3)使用镇静、止痛、止咳等相应的对症治疗措施,注意观察疗效和不良反应。

四、并发症护理

(一)休克

患者心排血量减少可能出现低血压甚至休克,严密监测生命体征,特别是血压变化,遵医嘱给予静脉输液和使用升压药,记录24小时出入量。

(二)右心功能不全

监测患者有无明显气促、食欲缺乏、心悸、腹胀等右心功能不全的症状。积极治疗原发病,控制感染,改善缺氧状况,限制水钠摄入,并执行肺源性心脏病护理常规。

(三)再栓塞

急性期患者要绝对卧床休息,避免下肢过度屈曲,保持大便通畅,避免用力排便,以防下肢血管内压力突然升高,使血栓再次脱落形成新的危及生命的栓塞;恢复期下肢可进行适当的活动或关节的被动活动。观察局部皮肤的颜色变化,测量和比较双侧下肢周径,以差值＞1 cm为有临床意义。检查是否存在霍夫曼征阳性(轻轻按压膝关节并屈膝,踝关节急速背曲时出现腘窝部、腓肠肌疼痛)及时发现下肢深静脉血栓形成的征象。大、小腿周径的测量点分别为髌骨上缘以上15 cm处和髌骨下缘以下10 cm处。

五、病情观察

(1)监测患者的生命体征,特别是呼吸、血氧饱和度、动脉血气、心率等情况,根据缺氧程度选择适当给氧方式,严重呼吸困难者给予机械通气。

(2)观察患者意识状态,有无烦躁不安、嗜睡、定向力障碍等,观察呼吸困难、胸痛等临床症状的改善情况。

(3)观察患者有无右心功能不全的表现,如颈静脉曲张、下肢水肿等。

(4)监测患者的心电变化,警惕各类心律失常的出现。

六、健康指导

(一)疾病预防指导

(1)对存在发生深静脉血栓危险因素的人群,指导其避免增加血液淤滞的行为,如长时间保持坐位特别是坐时跷二郎腿、穿束膝长筒袜、长时间站立不活动等。

(2)对于卧床患者鼓励其床上肢体活动,不能自主活动的患者需进行被动关节活动,病情允许时需协助早期下地活动或走路。不能活动的患者将腿抬高至心脏以上水平,可促进下肢静脉血液回流。

(3)卧床患者可利用机械作用,如穿加压弹力抗栓袜等促进下肢静脉血液回流。

(4)指导患者适当增加液体摄入,防止血液浓缩。高脂血症、糖尿病等疾病可导致血液高凝状态,因此要指导患者积极治疗原发病。

(5)对于血栓形成高危患者遵医嘱服用抗凝剂,防止血栓形成。

(二)病情监测指导

向患者介绍DVT和PTE的表现。对于长时间卧床患者若出现一侧肢体疼痛、肿胀,应注意DVT发生的可能;在存在相关发病因素的情况下突然出现胸痛、呼吸困难、咯血痰等表现时,应注意PTE的可能性,需及时就诊。

第九节 消化性溃疡

消化性溃疡(peptic ulcer,PU)指胃肠道黏膜被自身消化而形成的溃疡,可发生于食管、胃、十二指肠、胃-空肠吻合口附近以及含有胃黏膜的 Meckel 憩室。其中以胃、十二指肠球部溃疡最为常见。本病可见于任何年龄,但以青壮年发病者居多。溃疡的形成与胃酸和胃蛋白酶的消化作用有关,近年来的实验与临床研究表明,胃酸分泌过多、幽门螺杆菌感染和胃黏膜保护作用减弱等因素是引起消化性溃疡的主要环节。典型的消化性溃疡具有三大临床特点。①慢性过程:病程长。②上腹疼痛呈反复周期性发作,尤以十二指肠溃疡更为突出。③有些溃疡疼痛与饮食之间的关系具有明显的相关性和节律性。目前主要通过使用抑制胃酸和保护胃黏膜的药物进行治疗,根除幽门螺杆菌,并且消化性溃疡属于典型的身心疾病范畴,乐观的情绪、规律的生活,避免过度紧张与劳累,无论在本病的发作期还是缓解期均很重要。

一、一般护理

(1)执行内科一般护理常规。

(2)卧位与休息:轻症者适当休息,可参加轻微工作,注意劳逸结合,避免过度劳累。溃疡处于活动期、大便隐血试验阳性患者应卧床休息1～2周。

二、饮食护理

宜选用营养丰富、清淡、易消化的食物,以促进胃黏膜修复和提高抵抗力。指导患者有规律地定时进食,以维持正常消化活动的节律。急性活动期应少食多餐,每天5～6餐,以牛奶、稀饭、面条等偏碱性食物为宜。忌食辛辣、过冷、油炸、浓茶等刺激性食物及饮料,戒烟酒。避免餐间零食和睡前进食,使胃酸分泌有规律。一旦症状得到控制,应尽快恢复正常的饮食规律。

三、用药护理

(一)保护胃黏膜——抗酸药

如氢氧化铝凝胶等,宜在饭后一小时或睡前服用,服用片剂应嚼服,乳剂应充分摇匀。抗酸药应避免与奶制品同时服用,因两者互相作用可形成络合物。酸性的食物及饮料不宜与抗酸药同服。氢氧化铝凝胶阻碍磷的吸收,引起磷缺乏症,表现为食欲缺乏、软弱无力等症状,甚至可导致骨质疏松。长期大量服用还可引起严重便秘,代谢性碱中毒与钠潴留,甚至造成肾损害。若服用镁制剂则易引起腹泻。

1.磷酸铝凝胶

(1)药理机制:能通过黏附于食管黏膜表面,提供物理屏障,抵御反流的胃内容物,对胃酸有温和的缓冲作用。

(2)不良反应:偶可引起便秘,可给予足量的水加以避免。建议同时服用缓泻剂。

(3)注意事项:每袋磷酸铝凝胶含蔗糖 2.7 g,糖尿病患者使用本品时,不超过 1 袋。

2.复方铝酸铋

(1)药理机制:在胃及十二指肠黏膜上形成保护膜,可调节胃酸过多、胃肠胀气,消除大便秘结,增强胃及十二指肠黏膜屏障,使黏膜再生,促进溃疡面愈合。

(2)不良反应:较少,偶见便秘、稀便、口干、失眠、恶心、腹泻,停药后可自行消失。服药期间,粪便呈黑色属正常现象;如呈稀便时,可减量服用。

(3)注意事项:用药不可间断,服药后 10 天左右,自觉症状可减轻或消失,但这只说明病情好转,并不表示已经痊愈,仍应按上述用法与用量继续用药,直到完成一个疗程。病愈后,为避免复发,可将剂量减至每天 1~2 片,在主餐后服用;服用本品时,一般不需禁忌任何食品,但如有严重胃病者,应禁忌饮酒,少食煎炸油腻食品。

(二)抑制胃酸分泌——H_2受体拮抗剂

应在餐中或餐后即刻服用,也可把一天的药放在睡前服用,若需同时服用抗酸药,应间隔 1 小时以上。常用药物有西咪替丁、雷尼替丁、法莫替丁及尼扎替丁等。①药理机制:与组胺竞争胃壁细胞上 H_2 受体并与之结合,减少各种刺激如组胺、五肽促胃液素等所引起的胃酸分泌。②不良反应:头痛、头晕、乏力、嗜睡、恶心、呕吐、腹泻、皮疹、心率增加、血压升高、颜面潮红、月经不调、肝肾功能损害和粒细胞减少等。③注意事项:具有抗雄性激素作用,停药后可消失。孕妇和肝肾功能不全者慎用,哺乳妇女使用时应停止哺乳。

(三)抑制胃酸分泌——质子泵抑制剂

常用药物有奥美拉唑、泮托拉唑、兰索拉唑、雷贝拉唑、埃索美拉唑等。①药理机制:在胃壁细胞的管池及分泌小管的细胞膜上分布着氢-钾三磷酸腺苷酶

(ATPase),该酶是介导胃酸分泌的最终途径,能将细胞外的 K^+ 泵入细胞内,而将 H^+ 泵出细胞外,H^+ 与 Cl^- 结合形成胃酸。②不良反应:恶心、胀气、腹泻、便秘、上腹痛等。皮疹、谷丙转氨酶和胆红素升高也有发生,一般是轻微和短暂的,大多不影响治疗。③注意事项:长期使用本品可能引起高胃泌素血症。严重肾功能不全者及婴幼儿禁用。严重肝功能不全者慎用,必要时剂量减半。

(四)其他药物

如硫糖铝在饭前一小时服用,可有口干、眩晕、嗜睡等不良反应,不能与多酶片同时服用,以免降低两者的效价。

四、并发症护理

(一)出血

出血是消化性溃疡最常见的并发症,大约 50% 的上消化道大出血是由消化性溃疡所致。出血引起的临床表现取决于出血的速度和量。轻者仅表现为黑便、呕血,如患者出现周围循环衰竭,甚至低血容量休克时,应遵医嘱积极给予抢救。

(二)穿孔

溃疡病灶向深部发展穿透浆膜层则并发穿孔。急性穿孔应积极准备手术治疗;亚急性穿孔及慢性穿孔,注意观察疼痛的性质,指导患者按时服药。

(三)幽门梗阻

见于 2%～4% 的患者。大多由十二指肠溃疡或幽门管溃疡引起。急性梗阻多由炎症水肿和幽门部痉挛所致,梗阻为暂时性,随炎症好转而缓解;慢性梗阻主要由于溃疡愈合后瘢痕收缩而呈持久性。做好呕吐物的观察与处理,禁食禁水,行胃肠减压,保持口腔清洁,补充液体,并遵医嘱做好解痉药和抗生素的用药护理。

(四)癌变

少数胃溃疡可发生癌变,癌变率在 1% 以下,十二指肠溃疡则极少见。对长期胃溃疡病史,年龄在 45 岁以上,经严格内科治疗 4～6 周症状无好转,粪便隐血试验持续阳性者,应怀疑癌变,需进一步检查和定期随访。

五、病情观察

(1)注意观察疼痛的部位、时间、性质及与药物和饮食的关系。

（2）注意观察药物的效果及不良反应，备好止血药及抢救器材。

（3）注意观察呕吐的量、颜色及气味。如吐出隔夜宿食，并有酸臭味，呕吐后缓解，检查上腹部有胃肠蠕动波，应考虑幽门梗阻的可能。轻度患者给予流质饮食，记出入量，定时复查电解质；重度患者应禁食，补液，维持电解质平衡。

（4）注意观察大便的颜色及量：溃疡合并出血患者，轻度可出现黑便，重者可出现大量呕血及柏油样便。观察患者有无头晕、恶心、口渴、上腹部不适等症状。如有上述症状，应及时通知医师，并遵医嘱做相应处理。

六、健康指导

（1）指导患者劳逸结合，合理饮食，如碱性食物可缓解十二指肠溃疡的空腹痛，定时进餐，少量多餐。

（2）加强对患者的健康教育，使患者意识到本病的病因、服药原则、卫生消毒方法，取得患者配合。

（3）告知患者消化性溃疡的并发症及其表现，指导其如何观察。

（4）遵医嘱用药，避免服用非甾体抗炎药，坚持复查。

第十节 溃疡性结肠炎

溃疡性结肠炎（ulcerative colitis，UC）是一种病因不明的直肠和结肠慢性非特异性炎症性疾病。反复发作的腹泻、黏液脓血便及腹痛是 UC 的主要临床症状。本病可发生在任何年龄，多见于 20～40 岁，亦可见于儿童和老人，男女发病率无明显差别。我国的溃疡性结肠炎患者多见于中、青年，以轻中度为主。溃疡性结肠炎病变主要累及结肠黏膜和黏膜下层，病变位于大肠，范围多至远端结肠开始，可逆行向近端发展，呈连续性非节段性分布，自下而上，甚至累及全结肠，偶尔波及末端回肠。临床类型分为慢性复发型和初发型；关于本病的病因及发病机制尚未完全阐明，目前的研究认为其发病与遗传因素、免疫因素、环境因素密切相关。本病的发病有明显的种族差异和家族聚集性，主要的治疗目的是控制急性发作，缓解病情，减少复发，防止并发症，必要时，也可外科手术治疗。

一、一般护理

（1）执行内科一般护理常规。

（2）卧位与休息：急性期及重症患者要卧床休息，提供安静、舒适的休养环境，保证睡眠时间，促进疾病的康复。轻症患者劳逸结合，进行适当锻炼，增强体质，可适当从事工作。

二、饮食护理

指导患者食用质软、易消化、少纤维又富含营养、有足够热量的食物，以利于吸收，减轻对肠黏膜的刺激并供给足够的热量，从而维持机体代谢的需要。避免食用冷饮、水果、多纤维的蔬菜及其他刺激性食物，忌食牛奶和乳制品。急性发作期患者，应进流质或半流质饮食；病情严重者应禁食，按医嘱给予静脉高营养，以改善全身状况。应注意给患者提供良好的进食环境，避免不良刺激，以增进患者食欲。

三、用药护理

服药期间切记要谨遵医嘱，禁止自行更换药物，对药物进行加量、减量，自行停药。并且服药期间要大量饮水。

（1）氨基水杨酸制剂：柳氮磺胺吡啶是治疗本病的常用药物，适用于轻型、中型或重型经糖皮质激素治疗已有缓解者。服用柳氮磺胺吡啶期间多饮水，保持高尿流量，以防结晶尿的发生。服用美沙拉嗪肠溶片药物最好整粒吞服，也可掰开用水冲服，但绝不可嚼碎或压碎，若因故或遗忘漏服一剂量时，应尽快补服或与下次剂量同时补服。不良反应可表现为恶心、呕吐、皮疹、粒细胞减少及再生障碍性贫血等，服药期间应定期复查血细胞分析。

（2）糖皮质激素适用于对氨基水杨酸制剂疗效欠佳的轻中型患者，特别是重型活动期患者及急性爆发型患者。其作用机制为非特异性抗感染和抑制免疫反应。一般给予泼尼松口服。服用糖皮质激素时要定时定量，不可随意增减，不可随意停药，防止反跳现象。

（3）免疫抑制剂：硫唑嘌呤或巯嘌呤可适用于糖皮质激素治疗效果不佳或对糖皮质激素依赖的慢性活动性患者。应用硫唑嘌呤或巯嘌呤时，患者可出现骨髓抑制的表现，应注意检查白细胞计数。

四、并发症护理

（1）中毒性巨结肠：严密观察腹痛的性质、部位以及生命体征的变化，以了解病情的进展情况，及时检查血电解质，维持体液平衡，必要时遵医嘱给予抢救治疗。

（2）肠穿孔：结肠内镜或钡剂灌肠检查前需行肠道准备。如需灌肠，应低压生理盐水灌肠，避免压力过高至肠穿孔；需行药物保留灌肠时，宜睡前低压灌肠，先嘱患者排净大便。一旦发生急性肠穿孔，积极准备手术治疗。

五、病情观察

（1）注意评估患者腹泻、腹痛、腹胀等腹部病变，预防病情加重或爆发。若发现腹肌紧张、肠鸣音减弱或消失应注意中毒性结肠扩张、肠穿孔等并发症，应立即报告医师并及时处理。

（2）病情发作时，遵医嘱及时补充液体和电解质、血制品，以纠正贫血、低蛋白血症等。

（3）注意观察和减轻用药后的不良反应。

（4）对于持续便血和腹泻者，应保持肛周皮肤清洁和完整，便后温水坐浴或肛门热敷，改善局部血液循环，并局部涂擦皮肤保护剂。

六、健康指导

（1）向患者及其家属讲解本病的诱发因素，告知患者注意休息、避免劳累和保持情绪稳定，避免疾病的发作和加重。

（2）病情稳定时，坚持进食少刺激、易消化和营养丰富的少渣饮食，少食多餐。

（3）指导患者遵医嘱正确用药，不要随意更换药物或停药。教会患者识别药物的不良反应，出现异常情况如疲乏、头痛、发热、手脚发麻、排尿不畅等症状要及时就诊，以免耽误病情。

（4）保持心情舒畅，避免精神刺激，减轻心理压力。

（5）告知患者定期复查的重要性。

第十一节　肾小球肾炎

肾小球疾病是一组以血尿、蛋白尿、高血压、水肿和不同程度的肾功能损害为临床表现的肾小球疾病。原发性肾小球疾病分为急性肾小球肾炎、急进性肾小球肾炎、慢性肾小球肾炎、隐匿性肾小球疾病和肾病综合征。急性肾小球肾炎好发于儿童，偶见于老年人，男性发病率高于女性，为（2～3）：1。急性肾小球肾炎常发生于感染之后,目前仍以链球菌感染后最为常见,发病前1~3周常有上呼吸道炎症,如扁桃体炎、咽峡炎以及皮肤感染如丹毒、脓皮病等链球菌感染史,预后大多数较好。急性肾衰竭极少见,为急性肾小球肾炎死亡的主要原因。急进性肾小球肾炎是以一组快速进展性肾炎综合征为临床表现,可在数天、数周或数月内肾功能急剧恶化,多在早期出现少尿(无尿)性急性肾衰竭。慢性肾小球肾炎多起病隐匿、病程冗长、病情缓慢,表现多样性,蛋白尿、血尿、高血压、水肿为基本临床表现。急性肾小球肾炎大多可自愈,轻者主要以休息和对症治疗为主。急性肾衰竭者可透析治疗;急进性肾小球肾炎治疗包括强化治疗和对症治疗,强化治疗包括强化血浆置换疗法和甲泼尼龙冲击治疗;慢性肾小球肾炎治疗以延缓肾功能恶化、预防并发症为主,包括控制血压、减少蛋白尿、限制蛋白摄入、糖皮质激素及细胞毒性药物的使用等。

一、一般护理

(1)执行内科一般护理常规。

(2)卧位与休息:急性期应绝对卧床休息(一般2~3周),直至肉眼血尿消失、水肿消退,及血压恢复正常方可逐步增加活动量。病情稳定者可从事一些轻体力活动,避免重体力活动及劳累,避免受寒受湿,以免寒冷引起肾小动脉痉挛,加重肾脏缺血。

二、饮食护理

(1)低盐饮食:发病初期,饮食控制非常重要,原则上给予低盐饮食并控制进水量,每天<3 g,尤其是水肿及高血压时。若血压很高且水肿严重者应给予无盐饮食,每天入液量限制在1 000 mL以内。尿闭者按急性肾功能不全处理。无水肿、高血压及肾功能正常者不必限制钠盐的摄入。

(2)蛋白质:肾功能正常者蛋白质入量正常,每天每千克体重1~1.2 g;肾功能减退者(内生肌酐清除率<30 mL/min)应限制蛋白摄入,按蛋白质0.6 g/(kg·d)计算。同时要给予优质低蛋白(优质蛋白要占摄入蛋白的50%以上,如牛奶、鸡蛋、鱼等),低蛋白饮食时,应适当增加碳水化合物的摄入;氮质血症时限制蛋白质摄入,必要时静脉补充氨基酸。透析患者不限制蛋白摄入。

(3)保证足够的维生素及微量元素的摄入。多食各种水果及蔬菜。

(4)少尿期患者,即每天尿量<500 mL者应限制高钾食物的摄入,如香蕉、橘子、绿叶蔬菜等。

(5)慢性肾小球肾炎患者应控制磷的摄入,如含磷高的动物内脏及各类坚果等。

三、用药护理

(1)遵医嘱使用利尿剂、降压药及抗菌药物:肾性水肿常用的利尿剂为袢利尿剂,包括呋塞米(速尿)和布美他尼(丁尿胺),疗效不明显者加用保钾利尿剂,以螺内酯(安体舒通)为宜,但是保钾利尿剂长期使用可引起高血钾。长期使用螺内酯的患者应密切观察患者是否有心律失常,四肢及口周麻木,极度疲乏,肌肉酸疼,四肢苍白湿冷,恶心呕吐和腹痛等高血钾的临床表现。利尿剂的使用宜短期或间歇用药。过度利尿可造成血容量不足和长期用药对肾脏的毒副作用,以及加重水、电解质紊乱和酸碱平衡失调。要密切观察药物的疗效,可能出现的不良反应,如袢利尿剂使用后大量排尿易出现低钾不良反应。低钾血症最早的临床表现是四肢肌力减退,先是四肢软弱无力,严重时延及躯干和呼吸肌;精神症状早期表现为易疲劳、淡漠、记忆力减退等;患者有厌食、恶心、呕吐和腹胀、肠蠕动消失等肠麻痹表现。此外,各种利尿剂尚有各自不同的不良反应,如听力减退、高尿酸血症、肾石症、肾功能减退等。用药期间,特别对老年患者,要注意观察病情变化,及时通知医师用药的疗效,防止不良反应。

(2)遵医嘱使用降压药:轻度高血压一般可加强水、盐控制及利尿。对于血压过高者目前都主张用血管紧张素转换酶抑制剂,如卡托普利、依那普利和贝那普利,若未能控制可加用氨氯地平(络活喜)。还有血管紧张素Ⅱ受体拮抗剂氯沙坦和缬沙坦,它们既可降低全身高血压,又可以降低肾小球高血压,还可改善或延缓多种病因引起的轻中度肾功能不全的进程。使用降压药过程中应密切观察是否出现皮疹、瘙痒、疲乏、眩晕,或者剧烈咳嗽、味觉异常以及出现高血钾的不良反应。α受体阻滞剂类降压药代表药物有酚妥拉明、酚苄明、哌唑嗪、特拉唑嗪,还有一种进口药为育亨宾,主要的不良反应是直立性低血压,所以使用此类降压药在给患者变换体位时动作要慢,预防直立性低血压。

(3)遵医嘱应用无肾毒性的抗生素,防治感染:严格无菌操作,限制探视人员。

(4)糖皮质激素和免疫抑制剂的合理使用及观察:原发性肾小球肾病、急进性肾小球肾炎早期和部分慢性肾小球肾炎患者,常需糖皮质激素和(或)免疫抑制剂的治疗。糖皮质激素有抗感染和免疫抑制作用,减轻急性炎症的渗出,稳定溶酶体膜,降低毛细血管通透性而减少尿蛋白的漏出。糖皮质激素制剂有短效的氢化可的松;中效的有泼尼松、泼尼松龙和氟羟泼尼松龙等;长效的制剂有地塞米松和倍他米松等。一般应用激素起始用量要足够,不可擅自加量,减量宜慢、遵医嘱,疗程相对延长,切忌突然停药引起反跳。同时要密切观察其不良反应:使用激素可导致水、钠潴留、血压升高、血糖上升、消化道出血、精神兴奋,或因长期用药导致股骨颈无菌性坏死、骨质疏松、继发感染等。护理观察重点包括患者水肿的改变,血压、血糖变化,大小便颜色,患者精神状态及生命体征等。

对糖皮质激素耐药的肾病患者,如膜性肾病,常需加用免疫抑制剂(如环磷酰胺、硫唑嘌呤、环孢素、霉酚酸酯等)。任何免疫抑制剂的选择必须结合患者的全身情况,若观察到患者有潜伏感染,各种原因的消化道症状等要及时报告。

(5)中医治疗:多采用宣肺利水、清热解毒的中药。目前已有文献报道广防己、厚朴、马兜铃、甘露消毒丸、天仙藤、寻骨风、排石冲剂、龙肝泻肝丸、关木通、青木香等含有马兜铃酸中药可引起肾间质炎症和纤维化,应避免使用上述中药。有些中药中含非皮质激素类抗炎剂如甲芬那酸,也应慎用,以免引起急性肾功能不全。

四、并发症护理

(1)水、钠潴留是急性心力衰竭的诱发因素,治疗以利尿、降压及扩张血管、减少循环血容量为主,慎用洋地黄类药物,并严格限制水、钠的摄入。

(2)除迅速降压外,抽搐者遵医嘱用地西泮 10 mg 缓慢静脉注射,必要时重复使用地西泮,也可使用苯妥英钠。静脉注射地西泮时速度要慢,一般控制在 5～10 分钟。因地西泮可使咳嗽反射受到抑制,故使用地西泮静脉注射时可将患者头偏向一侧,以免引起窒息。

(3)积极治疗原发病,密切观察尿量的变化及早期出现的急性肾衰竭的症状变化。

五、病情观察

(1)严密监测 24 小时尿量,便于评估患者是否处于少尿期、多尿期或恢复期。每天准确记录液体出入量,尿量在水肿时减少,一天尿量在 400～700 mL,持续 1～2 周后逐渐增加。少数患者的尿量少于 300 mL,甚至无尿。恢复期尿量每天可达 2 000 mL 以上。如发现尿量＜500 mL/d,伴呼吸困难、脉速,血压＞24.0/16.0 kPa(180/120 mmHg)或有急性左心衰竭征象,剧烈头痛、呕吐、甚至抽搐时,应立即报告医师并给予吸氧,调整体位,限制活动。密切观察尿色,尤其是肉眼血尿,其轻重不等。肉眼血尿一般持续数天后转入镜下血尿,一般 6 个月以内消失,也有持续 2 年才能完全恢复。如观察到血凝块常提示新月体肾炎病变。蛋白尿阳性率达 95％ 以上，多为中度以下，大量蛋白尿者少见。一般病后 2～3 周尿蛋白转为少量或微量，2～3 个月多消失，成年患者消失较慢。

（2）密切观察水肿变化，70％～90％ 的患者有水肿，轻重不等。清晨起床时可见眼睑水肿，下肢及阴囊水肿较明显。每天需评估水肿消长情况，是否有胸腔积液、腹水、心包积液的表现，观察水肿的部位、程度、范围。严重水肿者避免肌内注射。如果少尿期摄入水分及钠盐过多可使水肿加重。水肿还与心力衰竭有关，一般水肿持续 1～2 周即开始消退。重者历时较长，可达 3～4 周。如病情容许应每天监测体重，如水肿持续发展，常提示预后不佳。

（3）观察血压变化：多为轻中度血压增高，见于 70％～90％ 的患者。成人多在 20.0～24.0/12.0～13.3 kPa（150～180/90～100 mmHg）上下，经常有波动。多数在 2 周左右趋于正常。偶可见严重的高血压，舒张压很少超过 16.0 kPa（120 mmHg），如血压持续升高且两周以上无下降趋势者表明肾脏病变严重，应及早治疗。如果血压急剧升高同时出现以神经系统症状如头痛、呕吐、抽搐及昏迷为主要表现时提示出现高血压脑病。高血压脑病多发生在急性肾小球肾炎的早期，一般在第 1～2 周，平均在第五天，起病急；发生抽搐、昏迷前患者血压急剧增高，诉头痛、恶心、呕吐，并有不同程度的意识改变，出现嗜睡、烦躁等；有些患者还有视觉障碍，包括暂时性黑矇。

（4）监测血肌酐、尿素氮及内生肌酐清除率变化：如血肌酐、尿酸进行性升高提示病情恶化。同时监测血清电解质变化，重点关注有无高钾血症。

（5）密切观察全身表现：儿童常有发热，有时高达 39 ℃，伴有畏寒；成人可感腰酸、腰痛，少数有尿频、尿急。患者可有疲乏、厌食、恶心、呕吐、嗜睡、头晕、视力模糊（与高血压程度及脑缺血、脑水肿有关）及鼻出血等。

六、健康教育

（1）休息与饮食：嘱患者加强休息，以延缓肾功能减退；避免受凉、潮湿，防止呼吸道感染及泌尿系统感染；切忌劳累。向患者解释优质低蛋白、低磷、低盐、高热量、富含维生素饮食的重要性，指导患者根据自己的病情选择合适的食物和量。

（2）避免加重肾脏损害的因素：向患者及家属讲解影响病情进展的因素，指导他们避免加重肾脏损害的因素。在急性肾小球肾炎起病后的第 1～2 周可渐起或突然发生急性心力衰竭，起病缓急、轻重不一。少数严重患者可因急性肺水肿而突然起病，而急性肾小球肾炎的其他表现可能完全被掩盖，多发生于起病后不注意休息或治疗不当,如不按医嘱服药的儿童。

（3）指导预防感染:告知注意个人卫生,增强体质是预防感染的关键。还应避免预防接种、妊娠和应用肾毒性药物等,如氨基糖苷类抗生素、卡那霉素、庆大霉素、链霉素、磺胺类及抗真菌药物,尤其是中药制剂等。

（4）用药指导:介绍各类降压药的疗效、不良反应及使用注意事项。

（5）自我病情监测与随访指导:教会正确测量体重和记录尿量的方法。本病一般经过休息和治疗,预后良好。

（6）慢性肾小球肾炎病程长,无明显水肿和高血压者可进入社会工作,但不能从事体力劳动,避免劳累;需加强提高呼吸道抵抗力的锻炼,如用凉水洗脸,少到人员密集场所,以减少呼吸道感染的机会。戒除吸烟、喝酒等不良嗜好,保持乐观情绪。指导患者避免长期精神紧张、焦虑、抑郁等,定期随访。

第十二节　糖　尿　病

糖尿病(diabetes mellitus,DM)是由遗传因素和环境因素相互作用而引起的一组代谢异常综合征。因胰岛素分泌或作用的缺陷,或者两者同时存在而引起碳水化合物、蛋白质、脂肪、水和电解质等代谢紊乱。久病可引起多系统损害,导致心脏、血管、眼、肾、神经等器官组织发生慢性进行性病变,引起功能障碍及衰竭。典型临床表现为多尿、多饮、多食和体重减轻。糖尿病目前尚无根治的方法,在治疗上强调早期、长期、综合治疗及治疗方法个体化的原则,包括糖尿病教育、自我监测、饮食治疗、运动锻炼和药物治疗 5 个方面。

一、一般护理

执行内科一般护理常规。

二、饮食护理

（1）控制总热量:根据身高、体重和活动量计算每天总热量。标准体重与实际体重的计算法:标准体重(kg)＝身高(cm)－105;肥胖度(或消瘦度)＝(实际体重－标准体重)/标准体重×100%。超过标准体重的 10% 为超重,超过 20% 为肥胖,超过 40% 为重度肥胖,实际体重低于标准体重的 10% 为体重不足,低于 20% 为消瘦。

成人热量计算(按标准体重计算)。休息时:25~30 kcal/(kg·d),轻体力劳动(脑力劳动):30~35 kcal/(kg·d),中体力劳动:35~40 kcal/(kg·d),重体力劳动:40 kcal/(kg·d)以上。

(2)平衡膳食:合理分配食物中碳水化合物、脂肪、蛋白质的摄入量。碳水化合物摄入量占总热量的50%~60%,蛋白质的摄入量占总热量的(无肝脏损害时)10%~15%,脂肪的摄入量不超过总热量的30%,饱和脂肪酸的摄入量不超过总热量的7%,食物中胆固醇摄入量应<300 mg/d。建议早、中、晚三餐的摄入量分别占总摄入量的比例为1/5、2/5、2/5或各占1/3。

(3)少食多餐,定时定量进餐。

三、运动护理

(1)运动方式:最好做有氧运动,如散步、慢跑、骑自行车、做广播体操、打太极拳、进行球类活动等。

(2)运动时间与强度:运动时间最好在饭后1小时之后。避免剧烈活动,一般运动使患者达到的心率不超过:(200一年龄)×(50%~70%)(即相同年龄正常人最大心率的50%~70%)。

(3)避免低血糖反应:餐前宜在患者腹壁皮下注射胰岛素,使运动时不会过多增加胰岛素吸收速度,避免低血糖反应。运动时不宜空腹,必要时可随身携带糖果等,当出现饥饿感、心慌、出冷汗、头晕及四肢无力或颤抖等低血糖症状时及时食用。

(4)血糖>16 mmol/L、明显的低血糖症或者血糖波动较大、有糖尿病急性并发症和严重心、脑、眼、肾等慢性并发症者暂不适宜运动。

四、用药护理

(1)糖尿病药物治疗包括口服降糖药物及注射制剂。口服降糖药物主要有磺酰脲类、格列奈类、双胍类、噻唑烷二酮类、α-葡萄糖苷酶抑制剂和二肽基肽酶-Ⅳ抑制剂(DPP-Ⅳ抑制剂)。注射制剂有胰岛素、胰岛素类似物和胰高血糖素样肽-1受体激动剂(GLP-1受体激动剂)。在饮食和运动不能使血糖控制达标时应及时应用降糖药物治疗。

(2)口服降糖用药:告知患者各类降糖药的作用、剂量、用法、不良反应和注意事项,指导患者正确服药及按时进餐,及时发现不良反应。

1)磺酰脲类(sulfonylureas,SUs):属于促胰岛素分泌剂。SUs主要作用为刺激β细胞分泌胰岛素,其促胰岛素分泌作用不依赖于血糖浓度。SUs降血糖作用的前提条件是机体尚保存相当数量（30%以上）有功能的胰岛 β 细胞。SUs可以使血红蛋白降低 1%～2%。不良反应有低血糖反应，常发生于老年患者（60 岁及以上）、肝肾功能不全或营养不良者，常见诱因为药物剂量过大、体力活动过度、进食不规则或减少、饮含酒精饮料等。皮肤变态反应可出现皮疹、皮肤瘙痒等症状。消化系统表现为上腹不适、食欲减退等，偶见肝功能损害、胆汁淤滞性黄疸。某些 SUs 可减弱心肌缺血的预处理能力，可能会对心血管系统带来不利影响。临床应用时建议从小剂量开始，早餐前 30 分钟一次服用，根据血糖逐渐增加剂量，剂量较大时改为早、晚餐前两次服药，直到血糖达到良好控制。格列吡嗪和格列齐特的控释药片，可以每天服药一次。一般来说，格列本脲作用强、价廉，目前应用较广泛，但容易引起低血糖，老年人及肝、肾、心、脑功能不好者慎用。格列吡嗪、格列齐特和格列喹酮作用温和，较适用于老年人。轻度肾功能减退时几种药物均可使用，中度肾功能减退时宜使用格列喹酮，重度肾功能减退时格列喹酮也不宜使用。应强调不宜同时使用两种 SUs，也不宜与其他胰岛素促分泌剂（如格列奈类）合用。

2）格列奈类：非磺酰脲类促胰岛素分泌剂是一类快速作用的胰岛素促分泌剂，通过刺激胰岛素的早时相分泌而降低餐后血糖，具有吸收快、起效快和作用时间短的特点，主要用于控制餐后高血糖，也有一定降低空腹血糖的作用。于餐前或进餐时口服，可降低血红蛋白 0.3%～1.5%。不良反应常见有低血糖和体重增加。临床应用有瑞格列奈、那格列奈、米格列奈等。

3）双胍类：目前广泛应用的是二甲双胍，主要药理作用是通过抑制肝葡萄糖输出，改善外周组织对胰岛素的敏感性，增加对葡萄糖地摄取和利用而降低血糖。二甲双胍可以使血红蛋白下降 1%～2%。二甲双胍不增加体重，并可改善血脂谱、增加纤溶系统活性、降低血小板聚集性、使动脉壁平滑肌细胞和成纤维细胞生长受抑制等，被认为可能有助于延缓或改善糖尿病血管并发症。不良反应有消化道反应，进餐时服药、从小剂量开始、逐渐增加剂量，可减少消化道不良反应；皮肤变态反应；乳酸性酸中毒为最严重的不良反应，但罕见，须注意严格按照推荐用药。单独用药极少引起低血糖，但与胰岛素或促胰岛素分泌剂联合使用时可增加低血糖发生的危险。年老患者慎用，药量酌减，并监测肾功能。行静脉注射碘造影剂检查的术前、术后暂停服用至少 48 小时。二甲双胍常用剂量 500～1 500 mg/d，分 2～3 次口服，最大剂量一般不超过 2 g/d。

4）噻唑烷二酮类（thiazolidinediones，TZDs）：格列酮类主要通过激活过氧化物酶体增殖物活化受体 γ（PPARγ）起作用，增加靶组织对胰岛素作用的敏感性而降低血糖;还有改善血脂谱、提高纤溶系统活性、改善血管内皮细胞功能、使 C 反应蛋白下降等作用,对心血管系统有保护作用。TZDs 可以使血红蛋白下降 1.0%~1.5%。单独使用时不导致低血糖,但与胰岛素或促胰岛素分泌剂联合使用时可增加低血糖发生的风险。体重增加和水肿是 TZDs 的常见不良反应,在与胰岛素合用时更加明显。TZDs 还与骨折和心力衰竭风险增加相关。临床应用有罗格列酮、吡格列酮等。食物中淀粉、糊精和双糖(如蔗糖)的吸收需要小肠黏膜刷状缘的 α 葡萄糖苷酶,α 葡萄糖苷酶抑制剂抑制这一类酶从而延迟碳水化合物吸收,降低餐后高血糖。α 葡萄糖苷酶抑制剂可使血红蛋白降低 0.5%~0.8%,不增加体重。不良反应为胃肠道反应,如腹胀、排气增多或腹泻。从小剂量开始,逐渐加量是减少不良反应的有效方法。单用本药不引起低血糖,但如与 SUs 或胰岛素合用,仍可发生低血糖,且一旦发生,应直接给予葡萄糖口服或静脉注射,进食双糖或淀粉类食物无效。临床常用的有阿卡波糖、伏格列波糖、米格列醇,α 葡萄糖苷酶抑制剂应在进食第一口食物后立即服用。

5)DPP-Ⅳ抑制剂:抑制 DPP-Ⅳ 活性而减少 GLP-1 地失活,提高内源性 GLP-1 水平。此药可降低血红蛋白 0.5%~1.0%。单独使用不增加低血糖发生的风险,也不增加体重。可能出现头痛、超敏反应、肝酶升高、上呼吸道感染、胰腺炎等不良反应,多可耐受。目前在国内上市的有西格列汀、沙格列汀、维格列汀等。在肾功能不全的患者中使用时,应遵医嘱减少药物剂量。

(3)注射制剂。

1)胰岛素:胰岛素是控制高血糖的重要和有效手段。胰岛素和胰岛素类似物的分类:据来源和化学结构的不同,可分为动物胰岛素、人胰岛素和胰岛素类似物。按作用起效快慢和维持时间,胰岛素(包括人和动物)又可分为短效、中效、长效和预混胰岛素。胰岛素类似物分为速效、长效和预混胰岛素类似物。各种胰岛素制剂因本身来源、结构、成分特点及含有一定量的杂质,故有抗原性和致敏性。胰岛素的主要不良反应是低血糖,与剂量过大和(或)饮食失调有关。胰岛素治疗初期可因钠潴留而发生轻度水肿,可自行缓解。部分患者出现视力模糊,为晶状体屈光改变,常于数周内自然恢复。胰岛素变态反应通常表现为注射部位瘙痒或荨麻疹样皮疹,罕见严重变态反应。处理措施包括更换胰岛素制剂,使用抗组胺药和糖皮质激素以及脱敏疗法等。严重者需停止或暂时中断胰岛素治疗。脂肪营养不良为注射部位皮下脂肪萎缩或增生,停止在该部位注射后可缓慢自然恢复,应经常更换注射部位以防止其发生。

2)GLP-1 受体激动剂:通过激动 GLP-1 受体而发挥降糖作用,均需皮下注射。目前国内上市的制剂有艾塞那肽和利拉鲁肽,艾塞那肽约可降低血红蛋白1%,利拉鲁肽可使血红蛋白降低 1.0%～1.5%,且有显著的降低体重作用。常见的不良反应为胃肠道不良反应(如恶心、呕吐等),多为轻到中度,主要见于初始治疗时,多随治疗时间延长逐渐减轻。此类药物的长期安全性有待进一步观察。临床应用时艾塞那肽起始剂量为 5 μg,每天 2 次,于早餐和晚餐前 60 分钟内给药,治疗 1 个月后,可根据临床反应将剂量增至 10 μg,每天 2 次。利拉鲁肽的起始剂量为每天 0.6 mg,至少 1 周后,剂量应增加至每天 1.2 mg,部分患者可能需要增加至每天 1.8 mg,每天注射 1 次,可在任意时间注射,推荐每天同一时间使用,无需根据进餐时间给药。

五、并发症护理

糖尿病酮症酸中毒是糖尿病最常见的急性并发症之一。其主要原因是糖尿病患者体内的胰岛素严重缺乏,而应激激素特别是胰高血糖素、肾上腺素和皮质醇激素急剧增加致使原有的糖、蛋白质和脂肪代谢紊乱进一步加重,产生严重的以高血糖、脱水、高酮血症及代谢性酸中毒为主的临床表现。严重时会导致患者昏迷,甚至死亡。任何年龄均可发病。

急救配合与护理:①立即建立静脉通路,遵医嘱给予生理盐水 1 000～2 000 mL及小剂量胰岛素静脉输入。补液时根据血压、心率、尿量、末梢循环等情况决定输液量和速度。如在治疗前已有低血压或休克,快速输液不能有效升高血压,应输入胶体溶液并采取抗休克措施。由于治疗初期血糖浓度已很高,不能给葡萄糖液,当血糖降至 13.9 mmol/L 时改输 5% 葡萄糖液并加入速效胰岛素。②患者绝对卧床休息,注意保暖,预防压疮和继发感染,昏迷者按昏迷护理常规。③严密观察和记录患者的意识变化、瞳孔大小和对光反射、呼吸、血压、脉搏、心率及 24 小时液体出入量等变化。④监测并记录血糖、尿糖、尿酮、血酮、电解质及动脉血气分析变化等。

六、病情观察

(1)随时准备好抢救物品及药品,注意糖尿病急性并发症发生。

(2)患者出现心悸、出汗、饥饿感、软弱无力等低血糖症状时,应立即监测血糖。一旦确定患者发生低血糖,应尽快根据血糖情况,经口服或静脉补充葡萄糖。15 分钟后复测血糖,如未纠正,继续补充糖分。

(3)出现酮症酸中毒时,有谵妄、烦躁不安者,应设床档,专人护理,按时留尿,查酮体及电解质,严密观察生命体征及病情变化,并做好记录。

(4)注意观察患者体温、脉搏、皮肤等变化,注意有无感染发生。

(5)每天检查双足一次,了解足部感觉、颜色、温度、足背动脉搏动情况,防止糖尿病足的发生。

七、健康指导

(1)进行健康教育,对患者进行饮食、运动、药物及并发症防治指导。

(2)指导患者保持规律生活,适当运动。根据年龄、病情和身体承受能力选择适宜的运动时间、频率、强度和时机。

(3)指导患者熟练掌握血糖测定及低血糖反应的处理,告知患者随身携带含糖食物。

(4)胰岛素应用指导:①准确执行医嘱,做到剂型种类正确,剂量准确,按时注射;②胰岛素多采用皮下注射方法,一般在上臂三角肌、臀部、腹壁、大腿外侧等处,注射部位应交替进行以免形成局部硬结及皮下脂肪萎缩,影响药物吸收及疗效,原则上一周内不要在同一部位注射 2 次以上;③注射胰岛素的时间,速效胰岛素在餐前即时皮下注射,短效胰岛素在餐前 15～30 分钟皮下注射,低精蛋白锌胰岛素或精蛋白锌胰岛素一般在餐前 30～60 分钟注射;④应用混合胰岛素时,应充分混匀药液,先抽吸短效胰岛素后再抽吸长效胰岛素,切不可逆行操作,以免将长效胰岛素混入短效内,影响其速效性;⑤未开封的胰岛素放于冰箱冷藏保存(2～8 ℃),正在使用的胰岛素应室温下保存,避免过冷、过热、太阳直晒,否则因蛋白质凝固变性而失效;⑥注射后观察有无低血糖症状,一旦发生,应立即给予糖分补充,解除脑细胞缺糖症状。

(5)做好心理护理,减少情绪波动对病情的影响。

(6)定期复查眼底、糖化血红蛋白、心血管及神经系统功能状态等,以了解病情控制情况,及时调整用药剂量。每年定期进行全身检查,以便尽早防治慢性并发症。患者外出时随身携带病情卡片,以便发生紧急情况时能获得及时处理。

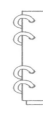

第五章 外科护理

第一节 先天性心脏病

先天性心脏病简称先心病,是胎儿心脏及大血管在母体内发育异常所造成的先天畸形,是小儿最常见的心脏病。引起胎儿心脏发育畸形的主要原因是胎儿发育的宫内环境、母体情况和遗传基因等。根据体循环和肺循环之间有无分流可分为左向右分流型(潜伏青紫型)、右向左分流型(青紫型)和无分流型(无青紫型)。左向右分流型最常见的为动脉导管未闭、房间隔缺损和室间隔缺损,当缺损少、分流量小时一般无明显症状,缺损大、分流量大时可表现为心悸、气促、乏力,严重时出现心力衰竭和肺动脉高压,甚至艾森曼格综合征。右向左分流型最常见的为法洛四联症,主要表现为发绀、喜爱蹲踞和缺氧发作。先心病的主要辅助检查包括超声心动图、心导管检查、心电图、胸部 X 线和实验室检查。部分先心病可自愈,轻症者可在患者成年后予以治疗,对心功能影响大者应在学龄前予以治疗。先心病的主要处理原则为介入治疗(如动脉导管封堵术和房/室间隔缺损介入封堵术)和外科手术治疗(如动脉导管结扎术、房/室间隔缺损修补术、法洛四联症的姑息手术和根治手术)。

一、护理评估

(一)术前评估

1.健康史

(1)个人情况:患者的年龄、性别、种族、身高、体重、居住地、生活习惯及饮食特点等。

(2)既往史:患者既往有无反复肺部感染,有无出血性疾病和出凝血系统的异常,有无颅脑外伤史,是否合并其他先天畸形或其他伴随疾病。

(3)其他:家族史、母亲孕期用药史、过敏史、传染病史和是否接触放射线等。

2.身体状况

(1)心脏疾病的类型和特征,心脏杂音的性质及程度。

(2)意识状态、生命体征和心肺功能状态。

(3)有无心悸、缺氧和蹲踞等表现。

(4)是否并发心力衰竭和肺动脉高压。

(5)生长发育情况。

(6)活动耐力和自理能力。

(7)影像学检查和实验室检查结果。

3.心理社会状况

(1)患者及家属是否了解先心病的治疗方法。

(2)患者及家属是否担心先心病的预后。

(3)患者及家属是否存在焦虑、恐惧等心理反应。

(4)患儿社会行为的发展是否延迟,家长是否因疾病而忽视患儿的社会行为发展。

(二)术后评估

(1)是否实施体外循环(术中循环阻断时间、回血情况和心脏复跳情况),术中出血、补液和输血情况。

(2)意识恢复情况,生命体征是否平稳。

(3)心功能恢复情况,是否应用辅助装置。

(4)呼吸功能、肾功能、神经功能、消化功能恢复情况。

(5)外周血管循环情况。

(6)伤口及引流情况。

(7)血气分析和其他实验室检查结果。

(8)有无心脏压塞、急性左心衰竭、心律失常、灌注肺等并发症发生。

二、常见护理诊断/问题

(一)活动无耐力

与缺氧、心功能不全、营养不良有关。

(二)心排血量减少

与心脏疾病、心功能减退、血容量不足、心律失常、水电解质失衡有关。

(三)低效性呼吸型态

与缺氧、麻醉、手术、应用呼吸机、体外循环、术后伤口疼痛有关。

(四)潜在并发症

感染、心脏压塞、急性左心衰竭、心律失常、灌注肺等。

三、护理目标

(1)患者活动耐力增加,逐步增加活动量。

(2)患者心功能改善,恢复全身有效循环。

(3)患者呼吸功能改善,呼吸频率、节律、幅度正常。

(4)患者未发生并发症或并发症得到及时发现与处理。

四、护理措施

(一)术前护理

1.心理护理

引导患者熟悉环境,与患者及家属建立良好护患关系,增强患者与家属对手术治疗的信心,帮助家庭建立有效沟通,安抚患儿。

2.病情监测

观察患者意识并监测生命体征,如出现呼吸困难、心慌气短、四肢厥冷,患儿出现异常啼哭、烦躁不安等表现时,及时报告医师并遵医嘱给予处理。

3.循环系统护理

(1)监测和记录24小时液体出入量。

(2)指导患者注意休息,适当减少活动。

(3)心律失常的患者,遵医嘱给予心电监护并药物治疗。

(4)心力衰竭的患者,应协助患者卧床休息,控制水钠摄入,遵医嘱应用强心利尿剂和降低心脏前后负荷药物。

4.呼吸系统护理

(1)呼吸困难的患者,应给予吸氧,如呼吸困难不缓解,给予呼吸机辅助通气。

(2)反复呼吸道感染的患者,应遵医嘱应用抗生素,并加强呼吸道护理,如定时拍背,鼓励咳嗽,必要时吸痰。

(3)肺动脉高压的患者,应遵医嘱应用强心利尿剂及间断吸氧,以降低肺动脉压力。对患儿进行操作,尤其是有创性操作时,应向家属解释操作的目的和注意事项,安抚患儿,必要时镇静,防止哭闹诱发急性缺氧。

法洛四联症患者易缺氧导致晕厥、抽搐甚至死亡。预防措施为适当限制患者活动;必要时遵医嘱应用改善微循环药物;嘱患者适当增加饮水,以防血液黏稠度高诱发缺氧。

5.改善营养状况

指导患者进高蛋白、高热量及富含维生素的食物;心功能差的患者,给予低盐饮食;进食少的患者,提供适合患者口味的食物,必要时给予静脉营养支持;低蛋白血症和贫血的患者,遵医嘱给予清蛋白和新鲜血输入。

6.预防感染

注意保暖,防止呼吸道感染;保持口腔和皮肤卫生,避免皮肤和黏膜损伤;有感染灶积极治疗,防止术后心内膜炎。

7.术前指导

协助患者完善术前检查;常规术前准备;指导患者深呼吸和有效咳嗽;训练床上大小便和床上下肢肌肉锻炼。

(二)术后病情监测

术后 48 小时内每 15 分钟监测并记录生命体征,待平稳后改为 30 分钟一次。

1.循环系统的监测

严密监测生命体征和中心静脉压的变化,必要时监测左心房压、右心房压、肺动脉和肺动脉楔压;监测心电图的动态变化;监测每小时出入液量;观察循环末梢皮温和色泽,口唇、甲床、毛细血管和静脉充盈情况。

2.呼吸系统的监测

监测呼吸频率、节律和幅度,双肺呼吸音情况,有无发绀、鼻翼翕动、点头呼吸或张口呼吸,并监测动脉血气。呼吸机辅助通气期间还应监测呼吸机的工作状态和各项参数是否正常,气管插管的插入长度和套囊压力,患者呼吸是否与呼吸机同步;拔出气管插管后观察有无喉头水肿和支气管痉挛。

3.肾功能的监测

监测尿液的量和性质,尿 pH、尿比重、血清钾、血清肌酐和尿素氮等指标的变化。

4.神经系统的监测

监测患者苏醒时间,观察苏醒后意识、瞳孔、肢体活动情况,有无意识状态改变、呕吐、头痛、躁动、癫痫发作、偏瘫和失语等。

5.消化系统的监测

观察患者有无恶心、呕吐、腹胀,肠鸣音亢进或减弱;有无咖啡色胃液和黑便等,如留置胃管,观察胃液的颜色、量及性质。

6.引流的监测

观察引流液的量和性质,引流是否通畅,切口和引流管处是否有渗血、渗液和感染。拔出引流管后,观察患者有无胸闷、气促、呼吸困难、局部渗液、出血和皮下气肿等。

(三)术后护理措施

1.循环系统的护理

(1)维持成人心率 60～100 次/分,儿童心率 80～140 次/分。维持成人收缩压 12.0～18.7 kPa(90～140 mmHg),舒张压 8.0～12.0 kPa(60～90 mmHg),儿童收缩压 9.3～12.0 kPa(70～90 mmHg),舒张压 5.3～8.0 kPa(40～60 mmHg)。根据医嘱、患者年龄、病情和患者术前心率、血压值调整患者心率和血压在合适范围,维持中心静脉压在 0.49～1.18 kPa(5～12 cmH$_2$O)。

(2)及时发现心律失常,并通知医师给予处理。

(3)遵医嘱补液或利尿,根据每小时出入液量总结和记录 24 小时出入液量,术后早期如病情允许应限制液体入量,维持液体负平衡,告知患者减少饮水的必要性,取得患者配合。

(4)控制输液量和速度,应用血管活性药物时应用输液泵或注射泵。

(5)低温麻醉术后患者体温低,应做好保暖。如患者体温＞38 ℃,遵医嘱应用物理降温或药物降温,必要时应用降温毯,防止心率增快,加重心脏负担。

2.呼吸系统的护理

(1)呼吸机辅助通气期间:妥善固定气管插管;根据动脉血气及时调整呼吸机参数;保持呼吸道通畅;吸痰前后要充分给氧;吸痰时注意观察痰液颜色、性质、量以及患者心率、心律、血压和血氧饱和度;每次吸痰时间不超过 15 秒;痰多黏稠时可滴糜蛋白酶;幼儿易发生肺部感染或肺不张等,应加强呼吸道护理。

术后早期及病情变化时,每 1～2 小时留取动脉血气标本,根据医嘱调整呼吸机参数并及时纠正酸碱平衡和电解质紊乱,病情平稳后可每 3～6 小时监测血气变化。

吸痰后应清洁口腔和鼻腔内分泌物,防止分泌物积存继发感染。

(2)患者病情稳定后根据医嘱及早撤除呼吸机以防止呼吸机并发症,如机械通气相关肺炎和呼吸机肺损伤等。

（3）气管插管拔除后的护理：协助患者取半坐卧位，吸氧，注意胸部物理治疗，给予雾化、翻身、拍背以促进排痰，防止肺不张的如出现喉头水肿和支气管痉挛，立即遵医嘱给予喉头喷雾或静脉注射地塞米松。

房/室间隔缺损封堵术后的早期切勿叩背和剧烈咳嗽，以防封堵伞脱落，可应用悬挂床头提示卡等方法提示护士和患者家属。

（4）肺动脉高压的护理：注意肺动脉高压的护理，防止术后早期出现肺动脉高压危象。密切监测肺功能；适当延长呼吸机辅助时间，且要充分供氧；保持气道通畅；应用呼气末正压，常规设定呼气末正压为 0.39 kPa（4 cmH$_2$O）；给予过度通气，维持碱血症以降低肺血管阻力；早期应深度镇静，避免刺激患者。

3.消化系统的护理

（1）呼吸机辅助通气患者留置胃管者，定时抽吸胃液，记录胃残余量。

（2）术后 2 天不能停止呼吸机辅助通气的患者，应尽早给予鼻饲，以补充营养并促进胃肠功能恢复。

（3）患者拔出气管插管后如无恶心、呕吐可分次少量饮水，过程中防止误吸。

（4）术后 24 小时肠鸣音恢复并无腹胀者可以进流食，逐步过渡到半流食及普食，患儿可根据年龄或月龄选择喂养种类和量。

（5）术后消化功能尚未恢复的患者，可给予静脉营养并给予促进消化药物。

（6）警惕应激性溃疡，当胃管引出的胃液和粪便的颜色和性状出现改变时，及时通知医师并遵医嘱应用抑制胃酸分泌药物和止血药。

4.导管和引流护理

术后常规留置动脉测压管、中心静脉导管、心包纵隔引流管和导尿管，必要时留置胃管、左/右胸引流管、透析管、经外周静脉植入中心静脉导管、左心房测压管和漂浮导管等。

（1）动脉测压管的护理：注意观察穿刺部位有无出血、肿胀以及远端皮肤颜色和温度是否正常；严格无菌操作；严防空气进入导致栓塞；持续生理盐水或肝素盐水以 40.0 kPa（300 mmHg）的压力加压冲洗管路；紧密连接测压管路的各个接头，避免脱开后引起大量出血；测压前调整零点；当动脉波形出现异常时，应先确认动脉穿刺针是否有打折或阻塞；每天消毒穿刺部位并更换敷料，同时观察局部情况；置管 7～10 天后应拔除测压管，更换部位重新穿刺；拔出动脉穿刺针后应局部压迫 10 分钟，以防动脉出血。

（2）中心静脉导管的护理：保持中心静脉管路通畅；严格无菌操作；严防空气栓塞；测压时调整零点；每天观察穿刺点及周围皮肤的完整性，无菌透明敷料应至少每 7 天更换一次,无菌纱布敷料应每 2 天更换一次;若穿刺部位发生渗液、渗血时应及时更换敷料;穿刺部位的敷料发生松动、污染等完整性受损时应立即更换。

应在患者平稳状态下测量中心静脉压力,如患者咳嗽、呕吐、躁动、寒战、抽搐或用力时,应平静 10～15 分钟后测量。

(3)引流管的护理:妥善固定引流管,确保引流通畅,可间断挤压引流管,必要时负压吸引。

如动脉导管未闭患者术后出现乳白色乳糜样胸液,可能为术中损伤胸导管引起的乳糜胸,及时通知医师给予对症处理,必要时手术结扎胸导管。

(4)注意其他导管的固定,防止脱落,保持管路通畅,注意无菌操作,按照相应护理常规进行护理。

患者清醒前应固定好肢体,以防其躁动拔除气管插管、输液管和引流管等。

5.体位

(1)全身麻醉未清醒患者取平卧位,头偏向一侧。

(2)有气管插管的患者,头颈保持平直位,以防气管插管扭曲影响通气。

(3)循环不稳定患者,可根据病情给予相应体位。

(4)病情稳定患者给予半卧位以利呼吸和引流。

(四)术后并发症的观察与护理

1.心脏压塞

(1)观察:引流液的量及性质,引流量是否突然由多变少;有无 Beck 三联症,即静脉压升高、心音遥远、脉搏微弱和脉压小、动脉压低等表现。

(2)护理:保持引流通畅,维持中心静脉压 0.49～1.18 kPa(5～12 cmH$_2$O);发现异常立即通知医师,行心包穿刺减压或开胸减压。

(3)注意:法洛四联症患者因自身凝血机制差,侧支循环丰富,而且手术复杂,体外循环时间长,凝血因子和血小板破坏多,故术后极易出现出血及心脏压塞。

2.肾功能不全

(1)观察:尿液的量和性质,尿 pH、尿比重、血清钾、血清肌酐和尿素氮等指标的变化。

(2)护理:留置导尿管,每小时测尿量,保持成人尿量在 1 mL/(kg·h);每 4 小时测尿 pH 和尿比重;血红蛋白尿者给予高渗性利尿或静脉滴注 5%碳酸氢钠碱化尿液;协助医师找出少尿原因;停用肾毒性药物;限制水、电解质摄入;必要时透析治疗。

3.神经功能障碍

(1)观察:患者有无意识、瞳孔和肢体活动异常,有无神经系统阳性体征,应用镇静药物期间应间歇唤醒患者以评价其意识情况。

(2)护理:协助医师行相关检查,脑部降温,充分供氧并维持循环功能稳定,遵医嘱给予脱水和营养神经药物,营养支持,必要时镇静并给予约束以防拔管或坠床,颅内压异常增高的患者可给予持续脑脊液引流。

4.高血压

左向右分流解除后体循环血量增加,易发生高血压。

(1)观察:严密观察血压变化,并观察患者有无烦躁、头痛和呕吐等高血压脑病表现。

(2)护理:遵医嘱应用降压药,逐渐增加药物剂量,平稳降压,防止血压波动;观察药物作用和有无不良反应发生;必要时给予镇静、镇痛药。

5.急性左心衰竭

大量左向右分流解除导致左心容量加大,输液过多、速度过快均易诱发急性左心衰竭。

(1)观察:患者有无呼吸困难、咳嗽、咳痰和咯血等表现。

(2)护理:积极预防急性左心衰竭的发生,持续监测患者心功能,必要时监测左心房压;严格控制输液量和输液速度,以 $1 \, \text{mL/(kg·h)}$ 为宜,并注意控制左心房压不高于中心静脉压;控制 24 小时出入液量;若患者出现左心衰竭,立即通知医师,给予吸氧,遵医嘱应用吗啡、强心剂、利尿剂和血管扩张剂,并及时清理气道分泌物,应用呼吸机辅助通气者,采用呼气末正压通气。

6.心律失常

心脏手术后易并发心律失常,尤其易发于房/室间隔缺损修补术后。

(1)观察:严密监测患者心率和心律。

(2)护理:协助医师查找原因,并及时纠正电解质紊乱和酸碱失衡;维持静脉输液通路,遵医嘱及时给予抗心律失常药物,应用输液泵静脉泵入,并观察药物的作用和有无不良反应发生;心率慢者应用临时或永久起搏器,并做好维护;备好抢救仪器和药物,做好抢救准备。

7.灌注肺

法洛四联症患者由于肺动脉发育差、体-肺侧支多或术后输液过快,易出现灌注肺。

（1）观察：患者有无急性进行性呼吸困难、发绀、血痰（喷射性血痰或血水样痰）和难以纠正的低氧血症。

（2）护理：密切监测呼吸机的各项参数，特别注意气道压力的变化；应用呼气末正压通气；保持呼吸道通畅，及时清理呼吸道分泌物；吸痰次数不要过频，吸痰过程中充分镇静防止躁动；严格限制入量，根据血浆渗透压的变化，遵医嘱补充血浆及清蛋白。

8.喉返神经损伤

动脉导管未闭患者术中易损伤喉返神经。

（1）观察：患者有无声音嘶哑和饮食呛咳。

（2）护理：嘱患者卧床休息、禁声，遵医嘱应用激素和营养神经药物。

五、健康教育

（一）预防感染

注意个人和家庭卫生，减少细菌和病毒入侵；注意天气变化，预防呼吸道感染；如出现皮肤感染、外伤感染、牙周炎、感冒等，及时治疗。

（二）合理饮食

给予高蛋白、高维生素和易消化的食物，保证充足营养。

（三）休息和活动

出院后注意休息，养成良好的起居习惯。根据心功能恢复情况逐步增加活动量，避免劳累。鼓励患儿与正常儿童一起生活和学习，但要防止剧烈活动。

（四）遵医嘱服药

严格遵医嘱服用强心、利尿、补钾药物，注意用药反应及效果。

（1）洋地黄类强心药：观察心率变化，如心率低于60次/分，或出现恶心、呕吐、黄绿视、心悸等表现时应停用药物并及时就医。

（2）利尿剂：应尽量白天使用，患者自我观察水肿消退和心力衰竭缓解情况，每天监测尿量及体重变化以保证出入量基本平衡。

（3）补钾药：应定期监测血清钾离子浓度，防止电解质失衡。

（五）定期复查

出院后按期复查超声心动图、心电图、胸部X线片和水电解质情况，如出现心悸、呼吸困难、发绀、恶心、呕吐、尿少、水肿等症状，应立即到医院就诊。

(六)加强孕期保健

妊娠早期应积极补充叶酸,预防风疹、流感等病毒性疾病,避免与发病有关的因素接触,并保持健康的生活方式。

六、护理评价

(1)患者活动耐力是否增加。

(2)患者心功能是否改善,是否能维持有效循环。

(3)患者呼吸功能是否改善,呼吸频率、节律、幅度是否正常。

(4)患者是否出现并发症,若出现是否得到及时发现和处理。

第二节 肺 癌

肺癌又称原发性支气管肺癌,指的是源于支气管黏膜上皮的恶性肿瘤。好发年龄大多在 40 岁以上,以男性多见。本病病因尚不明确,可能与吸烟、化学物质、空气污染、人体内在因素(如免疫状态、代谢活动、遗传)等有关。根据肺癌的起源部分可分为中心型和周围型。按病理类型,临床最常见的肺癌有小细胞癌和非小细胞癌。患者早期多无症状,随着肿瘤的增长,临床症状为咳嗽、血痰、胸痛、胸闷、发热等,最常见的症状为咳嗽,为刺激性干咳或少量黏液痰。晚期肿瘤患者除发热、体重减轻、食欲减退、乏力等全身症状外,还可出现癌肿压迫、侵犯邻近组织器官或远处转移的征象。辅助检查主要包括痰细胞学检查、影像学检查、纤维支气管镜检查等。处理原则:一般非小细胞癌以手术治疗为主,辅以化学治疗和放射治疗;小细胞癌则以化学治疗和放射治疗为主。手术方式主要有肺楔形及局部切除术、肺段切除术、肺叶切除术、支气管(肺动脉)袖状成型肺叶切除术、气管隆嵴切除重建术和全肺切除术。

一、护理评估

(一)术前评估

1.健康史

(1)个人情况:患者的性别、年龄、职业、婚姻状况,有无吸烟或被动吸烟史,吸烟的时间和数量等。

（2）既往史：患者既往有无其他部位肿瘤病史或手术治疗史；有无传染病史；有无其他伴随疾病，如慢性支气管炎、肺心病、冠心病、糖尿病、高血压等。

（3）家族史：家庭中有无患肺部疾病、肺癌或其他肿瘤患者。

2.身体状况

（1）有无刺激性咳嗽，有无咳痰，有无痰中带血或咯血，咯血的量、次数。

（2）有无呼吸困难、发绀、杵状指（趾）。

（3）有无疼痛，疼痛的部位和性质。

（4）营养状况如何，有无贫血、低蛋白血症。

（5）胸部 X 线片、胸部电子计算机断层扫描、各种内镜及实验室检查等有无异常发现。

3.心理社会状况

（1）患者和家属对肺癌的知晓程度，有无焦虑、恐惧等异常情绪和心理反应。

（2）家属对患者的关心、支持程度，家庭对疾病治疗的经济承受能力。

（二）术后评估

（1）手术及麻醉方式、术中出血、补液、输血情况。

（2）患者是否清醒，生命体征、血氧饱和度是否平稳，有无胸痛、胸闷、呼吸浅快、发绀及肺部痰鸣音，有无咳嗽、咳痰及痰的性状。

（3）患者的活动能力、进食情况及有无贫血、低蛋白血症。

（4）伤口有无渗血、渗液，各引流管是否通畅，周围有无皮下气肿，引流量、颜色与性状等。

（5）患者呼吸功能训练情况，是否配合康复训练和早期活动。

（6）有无血胸、气胸、肺炎、肺不张、心律失常、支气管胸膜瘘、肺水肿等并发症的发生。

二、常见护理诊断/问题

（一）气体交换障碍

与手术、麻醉、肿瘤阻塞支气管、肺膨胀不全、痰液潴留、肺换气功能不足等因素有关。

（二）营养失调：低于机体需要量

与肿瘤引起机体代谢增加、手术创伤等有关。

（三）焦虑、恐惧

与担心手术、疼痛、预后等因素有关。

(四)潜在并发症

血胸、气胸、肺炎、肺不张、心律失常、支气管胸膜瘘、肺水肿等。

三、护理目标

(1)患者气体交换功能正常。

(2)患者营养状况改善。

(3)患者自述焦虑、恐惧等情绪减轻或消失。

(4)患者未发生并发症或并发症被及时发现与处理。

四、护理措施

(一)术前护理

1.饮食与营养支持

指导患者进食牛奶、鸡蛋、瘦肉、豆制品、新鲜的蔬菜水果等高蛋白、高热量、高维生素饮食。术前伴营养不良者,给予肠内或肠外营养,必要时输血、补充清蛋白。

2.保证休息

咳嗽频繁及疼痛难忍者给予镇咳剂、止痛剂,以保证睡眠。

3.呼吸道管理

(1)术前应禁烟 2 周以上。

(2)指导患者练习腹式深呼吸、有效咳嗽,练习使用呼吸训练器。

(3)痰液黏稠者给予雾化吸入或祛痰药物;支气管分泌物较多者,行体位引流。

(4)预防、控制感染:注意口腔卫生,合并感染者遵医嘱给予抗菌药物。

4.大咯血的处理

发生大咯血时,确保呼吸道通畅,及时吸出积聚在口腔和呼吸道的血液,遵医嘱给予止血药、镇静剂等。

5.心理护理

多与患者沟通,指导患者正确对待疾病,保持良好心态,减轻焦虑,增强战胜疾病的信心,尤其要加强大咯血患者的心理支持,解除患者紧张情绪和恐惧心理。

(二)术后护理

1.病情观察

(1)严密观察生命体征。应用心电监护监测生命体征,直至病情平稳。

(2)注意循环功能变化:严密观察肢端温度,甲床、口唇及皮肤色泽,末梢循环等。

(3)严密观察呼吸频率、幅度及氧饱和度。患者有无呼吸急促、发绀等缺氧症状。

2.体位

(1)患者麻醉未醒取平卧位,头偏向一侧,以免呕吐物、分泌物吸入而窒息或并发吸入性肺炎。

(2)患者麻醉清醒、血压稳定后,逐渐改为半坐卧位,以利于呼吸和引流。

(3)一侧肺叶切除患者,若病情轻者,可取健侧卧位,以利于手术侧残余肺组织扩张;若病情较重、呼吸功能较差者,则取平卧位,禁止健侧卧位,避免肺组织受压而加重病情。

(4)肺段切除术或楔形切除术患者,应避免手术侧卧位,最好选择健侧卧位,以促进患侧肺组织扩张。

(5)全肺切除术患者,应避免过度侧卧,可采取半卧位或 1/4 侧卧位,以预防纵隔移位和压迫健侧肺而导致呼吸循环功能障碍。

(6)若有血痰或支气管瘘管,应取患侧卧位。避免采用头低足高仰卧位,以防因横膈上升而妨碍通气。若有休克现象,可抬高下肢或穿弹力袜,以促进下肢静脉血液回流。

3.维持呼吸道通畅

(1)鼓励患者深呼吸及有效咳嗽、咳痰,每 1~2 小时 1 次。咳嗽时协助患者用手轻按手术切口,鼓励患者克服疼痛。

(2)痰液黏稠不易咳出者给予叩背、雾化吸入等措施,遵医嘱使用祛痰药物。

(3)吸痰:咳痰困难者,采取指压胸骨切迹上方气管刺激咳嗽咳痰,必要时吸痰。

全肺切除术患者,因其支气管残端缝合处在隆凸下方,行深部吸痰时极易刺破,故操作时吸痰管进入长度以不超过气管的 1/2 为宜。

(4)常规给予吸氧,氧流量 2~4 L/min。

4.维持体液平衡

准确记录出入液量,严格掌握输液量和速度。特别是全肺切除患者更应控制钠盐摄入量,24 小时补液量控制在 2 000 mL 以内,速度以 20～30 滴/分为宜。

肺组织可储存大量的血液,切除部分肺组织后会使得心脏前负荷增加,因此输液速度不宜过快,防止前负荷过重而导致急性肺水肿。

5.维持胸腔引流管通畅

(1)观察引流液量、颜色和性状:一般术后 24 小时内引流量小于 500 mL,颜色较深,之后引流量会每天减少,颜色变浅。

(2)观察水柱波动情况:水柱波动范围一般在 4～6 cm,若波动范围过大,要警惕肺不张;若水柱无波动,应警惕管道阻塞或受压。随着肺复张,水柱波动在术后 2～3 天会逐渐停止,属于正常现象。

(3)全肺切除患者的观察:保证胸腔引流管持续夹闭,密切观察患者的气管是否居中,有无呼吸或循环功能障碍,若移位立即通知医师。若气管明显向健侧移位,应间断开放引流管,缓慢引出适量液体,再及时夹闭。

一侧全肺切除患者因两侧胸膜腔内压力不平衡,纵隔易向患侧移位,夹闭胸腔引流管可保证患侧胸膜腔有一定渗液,避免纵隔摆动、移位。

(4)肺上叶切除患者的观察:除常规闭式引流外,在患侧锁骨中线第二肋间放置一闭式引流,以引流气体为主,注意观察引流管中气体逸出情况。

(5)拔管:术后患者病情平稳,暗红色血性引流液逐渐变淡、无气体及液体引出,经胸片证实肺复张良好,且患者未出现胸闷、气促等症状,可拔除胸腔引流管。

6.活动与康复功能锻炼

(1)鼓励患者早期活动,术后第 1 天,生命体征平稳后,鼓励及协助患者在床上坐起,坐在床边、双腿下垂或在床旁站立移步。

(2)术后第 2 天起,根据患者情况逐渐增加活动量,协助患者病区内活动,活动期间,应妥善保护患者的引流管,严密观察患者病情变化,出现头晕、气促、心动过速、心悸和出汗等症状时,立即停止活动。一般术后 3 天内蹲便易引起直立性低血压,应协助患者在床上使用便器或坐位排便。

(3)肺功能康复训练:嘱患者进行腹式深呼吸和有效咳嗽,练习吹气球和使用呼吸训练器,以促进肺膨胀。

(4)肢体功能锻炼:嘱患者坚持进行肩臂运动,如抬臂、抬肩、手搭对侧肩部、举手过头或拉床带活动。活动和锻炼应循序渐进,避免过度疲劳。呼吸急促或胸痛时应立即停止,休息后若无缓解请及时通知医师。

（三）术后并发症的观察与护理

1.血胸

（1）观察：术后密切观察患者的生命体征，定时检查伤口敷料和引流管周围渗血情况，胸腔引流液的量、颜色及性状。当引流液突然增多（100～200 mL/h）、呈鲜红色、有凝血块，患者出现烦躁、心率增快、血压下降、尿少等表现时，应考虑有活动性出血。

（2）护理：立即通知医师，加快补液速度，尽快给予输血，遵医嘱给予止血药，保持胸腔引流管通畅，必要时做好开胸探查止血的准备。

2.肺炎、肺不张

术后常见并发症，主要是由术后无力、疼痛、不能有效咳嗽排痰，使痰液滞留堵塞支气管引起。

（1）观察：表现为烦躁、胸闷、不能平卧、心率增快、体温升高、发绀等症状。

（2）护理：肺炎与肺不张重在预防。术后早期鼓励患者深呼吸和咳嗽，协助排痰，痰液黏稠者予以雾化吸入，必要时行鼻导管深部吸痰，严重时可行气管切开，确保呼吸道通畅。

3.气胸

（1）观察：密切观察患者的呼吸变化及胸腔引流管气体逸出情况。术后气胸表现为胸闷、气促出现或突然加重，听诊肺泡呼吸音消失，胸腔引流管有气体逸出。

（2）护理：保持胸腔引流通畅，及时将气体排出。

4.心律失常

多与低氧血症，出血，水、电解质和酸碱失衡有关，特别是术前合并心血管疾病和行全肺切除术的患者更易并发心律失常。常见类型有心动过速、心房纤颤、室性或室上性期前收缩等。

（1）观察：术后持续心电监护，密切观察心率、心律变化。观察患者是否出现心动过速、心房纤颤、室性或室上性期前收缩等表现。

（2）护理：如有异常，立即通知医师，遵医嘱应用抗心律失常药物，观察药物疗效及不良反应，控制静脉输液量和速度。

5.支气管胸膜瘘

（1）观察：多发生于术后1周，表现为胸腔引流管持续引出大量气体，患者出现发热、刺激性咳嗽、咳出大量胸腔积液性质样痰液，瘘口较大者可出现呼吸困难。可用亚甲蓝注入胸膜腔，患者咳出带有亚甲蓝的痰液即可确诊。

(2)护理:一旦发生,立即通知医师,嘱患者取患侧卧位,防止漏液流向健侧;应用抗菌药物以预防感染;保持胸腔引流管通畅。

6.急性肺水肿

(1)观察:临床表现为胸闷、呼吸困难、不能平卧、发绀、心动过速、咳粉红色泡沫样痰等。

(2)护理:一旦发生,立即减慢输液速度,控制液体入量,滴速＜20滴/分;给予50%乙醇湿化氧气吸入;保持呼吸道通畅;遵医嘱给予心电监护、强心、利尿、镇静及激素治疗,给予心理安慰,缓解患者的紧张情绪。

(3)预防:严格维持体液平衡,控制液体速度和输入量。

五、健康教育

(一)加强营养

维持正常饮食,少食多餐,食物丰富多样、清淡、易消化、富有营养,以肉粥、鱼粥等各种粥类和汤类为主,配合水果、新鲜蔬菜,不吃或少吃辣椒等辛辣刺激性以及油炸、腥腻的食物,鼓励患者多饮水,使呼吸道黏膜湿润易于咳痰。

(二)重视呼吸道保养

(1)戒烟:吸烟会增加支气管分泌物,引起或加重呼吸道炎症,是肺癌术后发生并发症的危险因素。嘱患者坚持戒烟、戒酒,避免吸入二手烟。

(2)远离呼吸道刺激物:尽量远离烟、雾、烟尘与严重的空气污染,以免影响残肺肺功能。

(3)预防感染:注意气候冷暖变化,避免感冒;少去人多的公共场所,防止交叉感染;注意口腔卫生,及时治疗牙周感染或口腔疾病。如果发生上呼吸道感染,应及时就医用药,彻底治疗,以免发生肺炎。

(4)肺部手术后,支气管残端在愈合过程中可能会引起刺激性咳嗽,要及时将痰咳出。若咳嗽较为严重,影响休息,遵医嘱服用镇咳药物。

(三)遵医嘱按时服药、复诊

(1)需进行放射治疗、化学治疗的患者,告知其治疗的重要性,指导其坚持完成治疗疗程,并告知注意事项。

(2)定期返院复查,若有病情变化,如出现发热,严重的胸痛、胸闷等不适症状时,及时到医院就诊。

六、护理评价

(1)患者呼吸功能是否改善。

（2）患者营养状况是否改善。

（3）患者焦虑、恐惧是否减轻或消失。

（4）患者有无发生并发症或并发症是否被及时发现与处理。

第三节 食 管 癌

食管癌是一种常见的上消化道恶性肿瘤。食管癌的发病男性高于女性，发病年龄多在 40 岁以上。病因尚不明确，但吸烟与重度饮酒已证明是其主要原因。病理类型分为食管鳞状细胞癌和食管腺癌，95％以上为鳞状上皮癌。中胸段食管癌最多，其次为下胸段及上胸段。其临床表现为进行性吞咽困难，胸骨后闷胀不适或烧灼感。辅助检查主要包括食管吞钡造影、内镜及超声内镜检查、实验室检查、电子计算机断层扫描等。本病的主要治疗方法有手术治疗、放射治疗、化学治疗、免疫治疗及中药治疗。其中手术治疗是治疗食管癌的首选方法，手术方式有内镜下原位癌切除术、非开胸和开胸食管癌切除术。

一、护理评估

（一）术前评估

1.健康史

（1）个人情况：患者的年龄、性别、婚姻、职业，居住地和饮食习惯，有无吸烟和被动吸烟史、酗酒史。

（2）既往史：有无进行性肌营养不良、吞咽困难等病史；有无食管慢性炎症、黏膜损伤、贲门失弛缓症及反流性食管炎等病史；有无糖尿病、冠心病、高血压等病史。

（3）有无肿瘤家族史。

2.身体状况

（1）有无进食哽噎感、吞咽困难、呕吐。

（2）有无胸骨后烧灼样、针刺样或牵拉摩擦样疼痛及疼痛程度。

（3）营养状况，有无消瘦、贫血、脱水或衰弱。

（4）有无锁骨上淋巴结肿大和肝肿块，有无腹水、胸腔积液等。

（5）食管吞钡造影、内镜及超声内镜检查、电子计算机断层扫描等有无异常表现,肿瘤的位置、有无扩散或转移。

3.心理社会状况

(1)患者及家属对食管癌的认知程度,是否保密治疗。

(2)有无紧张、焦虑及恐惧等心理问题和异常情绪。

(3)患者家属及亲友对患者的关心程度、支持力度和家庭经济承受能力等。

(二)术后评估

(1)手术方式、麻醉方式,术中出血、补液、输血情况。

(2)患者的生命体征、血氧饱和度是否平稳。

(3)有无呼吸浅快、发绀、呼吸音减弱等。

(4)患者胸管周围有无皮下气肿,各导管引流是否通畅,置管深度、引流量、性质与颜色等。

(5)有无出血、吻合口瘘、乳糜胸、肺炎、肺不张等并发症发生。

二、常见护理诊断/问题

(一)营养失调:低于机体需要量

与进食量减少或不能进食、肿瘤消耗增加等有关。

(二)体液不足

与吞咽困难、水分摄入不足有关。

(三)恐惧、焦虑

与对疾病的恐惧和担心预后等有关。

(四)潜在并发症

出血、吻合口瘘、乳糜胸、肺炎、肺不张等。

三、护理目标

(1)患者营养情况改善。

(2)患者的水、电解质维持平衡。

(3)患者自述焦虑、恐惧减轻或消失。

(4)患者未发生并发症,或并发症得到及时发现和处理。

四、护理措施

(一)术前护理

1.营养支持

(1)患者吞咽困难时,指导患者进食易消化、高蛋白、高热量、高维生素的流质或半流质饮食,如牛奶、瘦肉、鱼虾、豆制品和新鲜蔬菜、水果等。

(2)若患者不能进食或少量进食不能保证营养供给,遵医嘱置鼻饲管给予肠内营养,或静脉输注营养液、电解质等,必要时输血、补充清蛋白。

2.呼吸道管理

(1)戒烟。

(2)指导患者腹式深呼吸及有效咳嗽,练习使用深呼吸训练器。

(3)痰液黏稠者给予雾化吸入。

(4)预防、控制感染,保持口腔清洁,及时处理口腔慢性感染和溃疡。

3.心理护理

本病多发生在 40 岁以上男性,他们多是社会栋梁和家庭的支柱,对所患疾病不易接受,心理负担重。要体贴关心患者,帮助患者正确认识疾病及预后,给予心理上的支持,以增强战胜疾病的信心。

4.术前准备

(1)协助做好术前检查,术前常规准备。

(2)消化道准备。①饮食:术前 3 天改流质饮食,术前 12 小时禁食、禁水;②肠道准备:结肠代食管者,术前 3 天开始进无渣流质饮食,口服肠道抗菌药物,应用缓泻剂,术前晚、术日晨清洁灌肠。

(二)术后护理

1.病情观察

监测生命体征,观察呼吸型态、频率和节律。

2.饮食护理

(1)禁饮禁食期:术后早期吻合口处于充血水肿期,患者胃肠蠕动尚未恢复正常,禁饮禁食 3～4 天。禁食期间持续胃肠减压,经静脉补充营养,必要时输血或清蛋白。

(2)全流质饮食期:术后 5～6 天胃肠功能开始恢复,可夹闭胃管观察 24 小时,若无呼吸困难、发热、胸内剧痛等吻合口瘘症状,可进少量温开水,观察 24 小时无不适,可拔出胃管,进全清流质,每 2 小时给 100 mL,每天 6 次。

（3）半流质饮食期：前两个阶段若无不适，约从第9天开始可进食易消化、少渣食物，如大米粥、面条、炖菜等，每天5～7餐，切忌大量进食，防止发生吻合口瘘。

（4）软食：一般食管癌切除术后3周，若无不适，可逐渐过渡到软食，如软米饭、发糕和各种青菜等。注意少食多餐，细嚼慢咽，进食不宜过多、过快。避免生、冷、硬的食物。

（5）留置鼻胃肠营养管者：自术后第3～4天起，肠蠕动恢复后即可遵医嘱管饲营养液或流质饮食。进食期间注意观察有无腹痛、腹胀、腹泻等不适症状，若出现异常应减量或停止进食，查找原因并进行处理。管饲期间定时用温水冲洗管腔，防止阻塞。

3.保持呼吸道通畅

食管癌切除术创伤较大，术后患者易发生呼吸困难、缺氧，并发肺不张、肺炎，甚至呼吸衰竭。

（1）吸氧：根据血气分析结果及血氧饱和度来调整吸氧浓度与氧流量。

（2）协助咳嗽咳痰：鼓励患者进行深呼吸、吹气球、使用深呼吸训练器进行呼吸功能锻炼，促使肺膨胀；鼓励患者咳嗽、咳痰，对于痰液黏稠不易咳出者，应给予雾化吸入3～4次/天，以稀释痰液利于咳出；咳痰困难者，给予叩背，采取指压胸骨切迹上方气管的方法，刺激咳嗽咳痰，必要时行吸痰。

4.管道护理

（1）胃肠减压护理：食管癌术后留置胃肠减压目的是预防术后腹胀、吻合口水肿和吻合口瘘等并发症。

要点如下。①妥善固定：妥善固定胃管，防止脱出，并记录内置长度。胃肠减压引流装置每天更换1次，长期留置胃管应每月更换胃管1次，从另一侧鼻孔插入。若不慎胃管脱出，应严密观察病情，不应盲目再插入，以免戳穿吻合口，造成吻合口瘘。②保持通畅：定时用生理盐水20 mL冲洗胃管，注意避免冲洗压力过大和冲洗液过多。③观察记录：观察并记录24小时引流液颜色、性质、量，若引流液呈鲜红色且量较多，应停止负压引流，通知医师及时处理。④拔管：颈部吻合术后胃肠减压3～4天，胸内吻合术后胃肠减压1周后，待肠蠕动恢复排气、胃肠减压引流量减少，夹闭胃管48小时观察无腹胀、腹痛、呕吐等不良反应，根据患者病情可考虑拔除胃管。

（2）鼻胃肠营养管的护理：术中同时置入鼻胃肠营养管，术后尽早给予肠内营养。

要点如下。①妥善固定:妥善固定鼻胃肠营养管非常重要,加强护理与观察,防止脱出、回缩。②鼻饲过程中,抬高床头 20°～30°。③每次营养液输注前先回抽胃残余,检查胃内潴留量,如胃残余量≥150 mL 暂停鼻饲。④营养液滴速的控制:用肠内营养专用输注泵调节滴速,按照患者病情逐渐增加滴入速度,一般以 50 mL/h 的滴速滴入,用输液恒温器加热,以免营养液输入过快、过冷引起患者腹泻。⑤保持管道通畅:鼻胃肠营养管发生堵塞的主要原因为膳食残渣或药片粉碎不全等黏附于管壁表面。阻塞后可用温水进行冲洗,必要时用导丝疏通管腔。尽量选用无渣食物,药物要碾碎,每次输注食物前后均用 20～30 mL 温水冲洗管道。⑥保护管口皮肤:每天可用温水或生理盐水清洁,待干后更换固定鼻胃肠营养管的胶布,保持胶布清洁、干燥。如为空肠造瘘管,每天在瘘口周围涂氧化锌软膏或置凡士林纱布保护皮肤。若造瘘口周围已经发生溃烂,用生理盐水清洁皮肤后,外撒护肤粉,或贴水胶体敷料;造瘘口周围渗液较多,可用泡沫或藻酸盐敷料,必要时用造口袋收集渗出液,有利于造口周围皮肤的保护。

5.口腔护理

每天给予口腔护理两次,经常观察口腔黏膜变化,若发生口腔溃疡,应用 0.1％醋酸溶液漱口,每天 4～6 次。

食管癌切除术后患者因留置胃管禁食、禁水时间较长,加之术前营养缺乏,口腔易发生溃疡,应加强观察。

(三)术后并发症的观察和护理

1.出血

(1)观察:观察生命体征并记录引流液的性状、量。若引流量持续 2 小时都超过 4 mL/(kg·h),同时伴心率增快、烦躁不安、血压下降等低血容量表现,应考虑有活动性出血。

(2)护理:立即通知医师,加快输血、输液速度,遵医嘱应用止血药物,必要时再次开胸止血。

2.吻合口瘘

多发生在术后 5～10 天,是食管癌术后最严重的并发症之一。

(1)观察:临床表现为胸腔引流管引流出混浊液体或食物残渣、持续高热可达 38.5～39.5 ℃、胸闷、呼吸困难及全身中毒等症状,实验室检查见白细胞计数升高。

(2)护理:立即通知医师,并协助行口服亚甲蓝、吻合口碘油造影等检查,以尽快确诊。确诊后积极配合医师处理,包括:①嘱患者立即禁食;②协助行胸腔闭式引流术并做好相应护理;③遵医嘱予以抗感染治疗及营养支持;④严密观察生命体征,若出现休克症状,积极抗休克治疗;⑤需再次手术者,积极配合医师完善术前准备。

3.乳糜胸

较严重的并发症,常发生于食管癌术后患者进食后。

(1)观察:术后早期禁食期间,乳糜液含脂肪甚少,胸腔闭式引流可为淡红色或黄色体。恢复期进食后,乳糜液可呈乳白色,乳糜试验阳性。

(2)护理:若 24 小时胸腔引流管引流出乳糜液<500 mL,可禁食、低脂肠外营养,观察 2~3 天;若胸腔每天引流乳糜液>1 000 mL 以上时,需积极行胸导管结扎术。

4.肺炎、肺不张

肺炎、肺不张是开胸术后常见并发症,鼓励咳嗽咳痰,协助叩背、吸痰,必要时纤维支气管镜吸痰,以确保呼吸道通畅。

五、健康教育

(一)疾病预防

避免接触引起癌变的因素。应用维生素等预防药物,积极治疗食管上皮增生,避免进过烫、过硬的食物等,高危人群应定期体检;加大防癌宣传教育,在高发区人群中做普查和筛检。

(二)饮食指导

(1)改变不良饮食习惯,避免进食过热、辛辣刺激的食物及碳酸饮料。避免进食过快、过量,应少量多餐,循序渐进,由流质饮食逐渐过渡到普通饮食。

(2)术后半年内避免进食硬质食物,硬质的药片可碾碎后服用,避免进食带骨刺的食物,以免导致吻合口瘘。

(3)术后容易导致胃肠功能紊乱,可出现腹泻症状。除了注意食物要清洁以外,应避免进食油腻、高纤维食物,以免加重腹泻症状。

(三)预防胃肠内的食物和胃液反流

多发生于食管胃吻合术后,尤其是颈部吻合的患者。

(1)少食多餐,避免进食过快、过量。

(2)进食时坐位或站位,进食后活动 30 分钟~1 小时,进食后 2 小时内勿平卧。

（3）睡眠时将枕头垫高。

（四）活动与休息

保证充足睡眠,劳逸结合,逐渐增加活动量。术后早期不宜下蹲大小便,以免引起直立性低血压或发生意外。

（五）功能锻炼

嘱患者出院回家后数周内坚持深呼吸及肩臂运动,如肩臂主动运动、内收或前屈上肢及内收肩胛骨,活动和锻炼应避免过度疲乏,呼吸急促或胸痛时应立即停止,休息后若无缓解请及时就诊。

（六）加强自我观察

（1）若手术时切断了胸壁神经,手术伤口会出现针刺样疼痛、紧绷感和麻木感,数月后症状可得到缓解。

（2）若手术后 3～4 周再次出现吞咽困难,可能为吻合口狭窄,应及时就诊。

（七）遵医嘱复诊

定期复查,坚持后续治疗。

六、护理评价

（1）患者的营养状况是否改善。

（2）患者水、电解质是否维持平衡。

（3）患者焦虑、恐惧是否减轻或缓解。

（4）患者有无发生并发症或并发症是否被及时发现和处理。

第四节　胰腺癌和壶腹部癌

胰腺癌是发病隐匿、进展迅速、治疗效果及预后极差的消化系统恶性肿瘤。包括胰头癌、胰体尾部癌。壶腹部癌是指胆总管末端、壶腹部及十二指肠乳头附近的癌肿,恶性程度低于胰腺癌,若能早确诊、早治疗,预后较胰头癌好。胰腺癌最常见的临床表现为上腹部疼痛、饱胀不适、黄疸、消瘦及乏力。壶腹部癌主要表现为黄疸（出现较早,呈波动性）、消瘦及腹痛,与胰头癌类似。胰腺癌和壶腹部癌检查方法基本相同,包括实验室、影像学及细胞学检查。B超是胰腺癌和壶腹部癌首选的检查方法,电子计算机断层扫描、磁共振成像是诊断胰腺癌较为可靠的检查方法,PET 可发现早期胰腺癌。处理原则:手术切除是最有效的治疗方法,如胰头十二指肠切除术(Whipple 手术)、保留幽门的胰头十二指肠切除术等,术后行化学治疗、放射治疗等辅助治疗。

一、常见护理诊断/问题

(一)疼痛

与肿瘤所致胰管或胆总管梗阻、肿瘤侵犯腹腔神经丛等有关。

(二)营养失调:低于机体需要量

与食欲下降、呕吐、消化不良及肿瘤消耗等有关。

(三)焦虑

与担心预后、对治疗缺乏信心、害怕死亡有关。

(四)潜在并发症

术后出血、胰瘘、胆瘘、肠瘘、逆行胆道感染、血糖异常。

二、护理措施

(一)术前护理

1.心理护理

多数患者为中老年人,就诊时已处于中晚期,得知诊断后常出现悲伤、恐惧、愤怒等心理反应。护士应针对性进行耐心劝说,关心、理解患者,根据患者情况进行健康指导,使其消除恐惧,减轻其心理反应。

2.疼痛护理

评估患者疼痛程度,严重疼痛者按三级止痛原则给予止痛剂,必要时协助使用镇痛泵镇痛,指导患者取舒适体位,以减轻腹痛和腹胀。

3.改善营养状况

监测相关营养指标,提供高蛋白、高热量、高维生素、低脂肪、易消化的食物。必要时,可行肠外与肠内营养。

4.改善肝功能

遵医嘱给予保肝药、复合维生素 B 等。静脉输注高渗葡萄糖加胰岛素和钾盐,增加肝糖原储备。有黄疸者,输注维生素 K,改善凝血功能。

5.皮肤护理

有皮肤瘙痒者给予止痒剂,并叮嘱患者勿搔抓,以防感染。

6.肠道准备

手术前1天使用抗菌药物,进无渣流质饮食;手术当晚清洁灌肠,减少术后腹胀和并发症的发生。

7.其他

有胆道梗阻并继发感染者,予以抗菌药物控制感染;血糖异常者,通过饮食和药物控制血糖;交叉配血备血等。

(二)术后护理

1.观察病情

观察生命体征、腹部体征、面色、意识及腹腔引流液的颜色和量等;注意监测血糖;准确记录24小时出入液量。

2.营养支持

术后早期禁食,持续胃肠减压,行肠外营养支持。拔除胃管后按胃肠道手术指导患者从流质逐步过渡到正常饮食,且进食清淡、营养丰富、富含维生素、易消化的食物。若有消化不良症状和脂肪泻,应给予消化酶制剂和止泻剂。

3.引流管护理

引流管护理包括胃肠减压管、胆道T管、胰管引流管、腹腔引流管、导尿管等,应妥善固定各种引流管并做好标记,保持引流通畅,观察并记录引流液性质和量。

(三)术后并发症的观察与护理

1.感染

以腹腔内局部细菌感染最常见,若患者免疫力低下,易合并全身感染。

(1)观察:严密观察患者有无高热、腹痛和腹胀、白细胞计数升高等情况。

(2)护理:遵医嘱合理使用抗菌药物,加强全身支持治疗,增强抵抗力,严格无菌操作技术,预防肺部感染。

2.血糖异常

(1)观察:医嘱定期监测血糖水平。

(2)护理:对合并血糖高者,调节饮食并遵医嘱注射胰岛素,控制血糖在合适水平。出现低血糖者,适当补充葡萄糖。

三、健康教育

(一)合理饮食

进食清淡易消化、高维生素、高热量、低脂的食物,少食多餐,均衡饮食,戒烟酒。

(二)按计划化学治疗

胰腺癌术后辅助化学治疗在防止或延缓肿瘤复发方面,效果确切,可显著改善患者预后。指导患者按计划进行化学治疗,定期复查血常规及肝肾功能。

(三)定期复查

对于胰腺癌术后患者,术后第 1 年,每 3 个月随访 1 次;第 2~3 年,每 3~6 个月随访 1 次;之后每 6 个月进行 1 次全面检查,以便尽早发现有无肿瘤复发或转移情况。若出现贫血、发热及黄疸等症状,应及时就诊。

第五节 骨 肿 瘤

凡发生在骨内或起源于各种骨组织成分的肿瘤称为骨肿瘤。原发性骨肿瘤中,良性比恶性多见,前者以骨软骨瘤和软骨瘤多见,后者以骨肉瘤和软骨肉瘤多见。骨肿瘤的外科分期目前最常用的为 G-T-M 外科分期系统。这一分期方法反映了肿瘤生物学行为及侵袭程度,有利于判断预后,合理选择治疗方案,指导骨肿瘤的治疗。骨肿瘤的典型症状为疼痛、局部肿块、肿胀、病理性骨折、功能障碍和压迫症状等;恶性骨肿瘤可经血液和淋巴向远处转移如肺转移。良性骨肿瘤的治疗以手术切除为主,恶性则采用以手术治疗为主,化学治疗、放射治疗和生物治疗为辅的综合治疗。

一、护理评估

(一)术前评估

1.健康史

(1)个人情况:了解患者性别、年龄、职业、居住地、生活习惯、饮食特点。

(2)既往史:有无其他部位肿瘤史;有无冠心病、高血压、糖尿病、骨质疏松等;特别注意有无肿瘤发生的相关因素,如长期接触化学致癌物质、放射线等。

(3)家族史:家族中有无类似病史者。

2.身体状况

(1)有无贫血、消瘦、食欲缺乏、体重下降、发热等晚期恶性肿瘤的表现,有无咯血、呼吸困难等肺转移表现。

（2）局部肿块的大小、边界、质地、皮温是否升高、与周围组织有无粘连,肿块有无压痛,表浅静脉有无曲张。

（3）肢端感觉、运动、血液循环情况,有无发生病理性骨折。

（4）肢体有无畸形,关节活动是否受限。

（5）疼痛的特点与疼痛评分。

（6）实验室检查是否提示代谢异常;X 线检查结果提示肿瘤为良性还是恶性。

3.心理社会状况

（1）患者及家属对术后肢体外观改变和缺失是否能接受。

（2）患者对术后化学治疗及功能锻炼是否有充分的心理准备。

（3）家庭成员是否能为患者提供术后长期照护。

（4）是否有足够的经济能力满足患者的治疗和康复。

（二）术后评估

（1）麻醉方式、术式、术中出血、补液、输血情况。

（2）意识及生命体征。

（3）患肢的感觉、运动、血液循环情况（皮肤颜色、温度、有无肿胀、肿胀的程度、毛细血管反应、动脉搏动）。

（4）外固定位置是否正确,关节功能是否恢复。

（5）疼痛部位、程度和性质如何。

（6）有无出血、伤口感染、下肢深静脉血栓等并发症发生。

二、常见护理诊断/问题

（一）恐惧

与担心肢体功能障碍、丧失及预后不良有关。

（二）疼痛

与肿瘤压迫、浸润周围组织、病理性骨折、手术、术后幻肢痛有关。

（三）自我形象紊乱

与手术和化学治疗引起的不良反应有关。

（四）潜在并发症

出血、伤口感染、下肢深静脉血栓。

三、护理目标

(1)患者恐惧减轻或消除。

(2)患者疼痛缓解或消除。

(3)患者能正确面对自我形象改变。

(4)患者未发生并发症,或并发症发生后得到及时发现与处理。

四、护理措施

(一)术前护理

1.心理护理

建立良好的护患关系,说明手术的重要性,指导术前、术后配合要点;耐心解答问题,消除不良心理;合理调整患者及家属对手术的期望值;在患者入院时,向其热情详细的介绍医疗环境及医护人员以取得患者的信任,同时向患者介绍疾病相关知识,使其增加战胜疾病的信心;对于截肢者,让具有类似经历的患者现身说法,消除患者的心理顾虑和障碍,促使患者逐渐接受和坦然面对自身形象。

2.疼痛护理

(1)观察疼痛的部位、程度、性质、时间,并进行疼痛评分。

(2)卧床休息,协助患者采取适当体位,避免患肢负重导致病理性骨折。

(3)指导患者深呼吸、转移注意力等。

(4)必要时遵医嘱应用止痛药物,详细介绍药物的作用、不良反应和注意事项,严密观察疗效及不良反应。一般在发作初期即需应用止痛药物,常用方法为三阶梯镇痛,即 VAS 疼痛评分 1～4 分(轻度疼痛),予非甾体抗炎药,如对乙酰氨基酚、阿司匹林、吲哚美辛等;5～6 分(中度疼痛),予弱阿片类加非甾体抗炎药,如可待因、布桂嗪、奇曼丁等;7～10 分(重度疼痛),予阿片类加非甾体抗炎药,如吗啡片、美菲康、硫酸吗啡控释片等。

疼痛部位禁忌按摩挤压,禁忌热敷与理疗,以防止肿瘤细胞扩散。

3.术前准备

协助做好术前检查;术前指导患者进行床上大小便训练、康复训练和轮椅、拐杖、助行器的使用训练;指导患者深呼吸和有效咳嗽,踝泵训练及股四头肌的收缩。

(二)术后护理

1.病情观察

(1)监测患者意识、生命体征、尿量情况。

（2）观察伤口敷料有无渗血、渗液。

（3）引流管应妥善固定；观察引流液的量、颜色、性质；定时由近心向离心方向挤压引流管，保持通畅。

骨肿瘤术后患者，由于肿瘤切除后有较大腔隙，因此引流液较多，应随时保持引流管的通畅，并重点观察引流量。

（4）观察肢体远端感觉、运动、血液循环情况，若发现异常，应立即告知医师并采取相应措施。

骨肿瘤患者，尤其是恶性骨肿瘤患者，为血栓的高发人群。因此，术后要注意观察患者有无出现血栓征象，如双下肢肿胀，皮肤颜色青紫或发白，患者主诉下肢疼痛，必要时可行双下肢深静脉彩超检查。

2.体位与活动

术后应抬高患肢，预防肢体肿胀。术日即可指导患者做股四头肌的主动收缩和踝泵运动，促进双下肢血液循环。

3.促进关节功能恢复

（1）保持肢体功能位，预防关节畸形。膝部手术后，膝关节屈曲15°；髋部手术后，患肢应保持外展中立或外旋，髋关节避免内旋、内收。

（2）术后早期卧床休息，避免过度活动，以后可根据康复状况开始床上活动和床旁活动。

（3）教会患者正确应用拐杖、轮椅协助活动。

4.预防病理性骨折

术后骨缺损大、人工假体置换术或异体骨移植术患者，要注意保护患肢，卧床休息时将患肢置于功能位，搬运患者时应动作轻柔，防止发生病理性骨折。功能锻炼要循序渐进，不要急于下地行走。开始站立或练习行走时应有人在旁保护，防止跌倒。

5.截肢术的护理

（1）体位摆放：截肢术后患肢抬高不超过48小时。下肢截肢者，每3～4小时俯卧20～30分钟，并将残肢以枕头支托，向下压迫；仰卧位时，残端肢体应处于伸展、内收位，不能用枕头抬高，以免造成关节屈曲挛缩。

术后残肢应用石膏或支具固定于功能位置，以防发生关节挛缩。

（2）残肢功能锻炼：一般术后两周，伤口愈合后开始功能锻炼。方法：①俯卧位练习大腿内收、后伸。②肩关节进行外展、内收及旋转运动。③每天用弹性绷带包扎、均匀压迫残端，促进软组织收缩。④当残端瘢痕不敏感，伤口愈合牢固后,可进行残端按摩,拍打及蹬踩,增加残端的负重能力。鼓励患者拆线后尽早使用临时义肢,以消除水肿,促进残端成熟,为安装义肢做准备。

(3)幻肢痛:绝大多数截肢患者在术后相当长的一段时间内仍会感到已切除的肢体有疼痛或其他异常感觉,称为幻肢痛。疼痛呈持续性,夜间加重,属精神因素性疼痛。护士应引导患者注视残肢,接受截肢的现实,并指导患者自我调节,应用放松疗法等心理治疗手段逐渐消除幻肢感。必要时给予安慰剂治疗或交替给予安眠药与一般镇痛药止痛。适当的残肢活动和早期行走有利于缓解症状,随时间延长幻肢痛可逐渐减轻或消失。对于幻肢痛持续时间长的患者,可轻叩残端,或用理疗、封闭、神经阻断方法消除幻肢痛。

(三)并发症的观察与护理

1.出血

(1)观察:术后若出血量突然增加,血压急剧下降,脉搏细弱,应警惕肢体残端血管破裂或血管加压缝线脱落。

(2)护理:患者床旁常规放置无菌纱布垫、弹力绷带、止血带及沙袋,以备急用;髋关节离断术后,床边备较重的沙袋,以便应急时压迫股动脉止血。对于渗血较多者,可用纱布垫加弹力绷带加压包扎;若发生肢体残端血管破裂出血,须立即以沙袋压迫手术区域或在出血部位的近心端扎止血带压迫止血。

2.伤口感染

(1)观察:按时换药,观察伤口渗出情况。若伤口剧痛或跳痛,伴体温升高,局部波动感,可能是术区深部感染。

(2)护理:一旦发生伤口感染,应告知医师并协助处理。

3.下肢深静脉血栓

肿瘤患者是血栓的高发人群,应重视早期观察与预防。

(1)观察:表现为患肢肿胀、疼痛、压痛、发热、表浅静脉曲张。

(2)预防:针对不同风险患者给予相应的预防措施,包括基本预防(如早期活动、功能锻炼)、物理预防(如应用足底静脉泵、间隙充气加压装置、梯度压力弹力袜等)及药物预防(低分子肝素、华法林等)。

五、健康教育

(一)康复锻炼

(1)术前2周,教会患者功能锻炼的方法,指导下肢手术患者做股四头肌等长收缩锻炼。

（2）术后 48 小时开始做肌肉的等长收缩,促进血液循环,防止关节粘连。

（3）行人工关节置换术者,术后一般不需要外固定,2～3 周后开始关节的功能锻炼。

（4）术后 3 周可进行患处远侧和近侧关节的活动。

（5）术后 6 周进行重点关节的活动,加大活动范围。

（6）可利用器械进行活动,并辅以理疗。

（二）复查及自我监测

教会患者自我检查和监测,定期复诊;按时接受化学治疗;发现有肢体肿胀、疼痛应及时就医。

六、护理评价

（1）患者的焦虑、恐惧是否减轻。

（2）患者的疼痛是否缓解,得到控制。

（3）患者能否正确面对自我形象改变。

（4）患者是否出现并发症,或并发症是否得到及时发现和处理。

第六节 尿 石 症

尿石症又称尿路结石,是泌尿外科最常见疾病之一。按尿路结石所在的部位基本分为上尿路结石和下尿路结石。尿路结石发生与流行病学因素（年龄、性别、职业、饮食成分和结构、水摄入量、气候、代谢和遗传等）、尿液因素（尿 pH 改变、尿液浓缩、抑制晶体形成的物质不足）、泌尿系统局部因素（尿液的淤积、尿路感染、尿路异物）等有关。尿路结石以草酸钙结石最常见,磷酸盐、尿酸盐、碳酸盐结石次之,胱氨酸结石罕见。上尿路结石主要表现为与活动有关的疼痛和血尿;膀胱结石的典型症状为排尿突然中断,伴疼痛、排尿困难和膀胱刺激征;尿道结石的典型症状为排尿困难、点滴状排尿及尿痛。处理原则包括病因治疗、非手术治疗、体外冲击波碎石、内镜取石或碎石术、开放手术等。

一、护理评估

(一)术前评估

1.健康史

(1)个人情况:患者的年龄、性别、职业、居住地、饮食及饮水习惯、营养状况等。

(2)既往史:患者既往有无结石史,有无代谢和遗传性疾病,有无长期卧床病史,有无泌尿系统感染、梗阻性疾病、甲状旁腺功能亢进、痛风等病史。

2.身体状况

(1)疼痛的部位与程度,肾绞痛的发作情况。

(2)血尿的特点,有无活动后血尿。

(3)排尿情况与尿石排出情况。

(4)是否有膀胱刺激征。

(5)是否并发肾积脓、肾积水。

(6)实验室检查是否提示代谢、肾功能、凝血功能异常,影像学检查有哪些异常发现。

3.心理社会状况

(1)患者是否了解尿石症的治疗方法。

(2)患者是否担心尿石症的预后。

(3)患者是否知晓尿石症的预防方法。

(二)术后评估

(1)术后结石排出情况。

(2)尿路梗阻解除程度。

(3)肾功能恢复情况。

(4)有无尿路感染、出血、"石街"形成等并发症发生。

二、常见护理诊断/问题

(一)疼痛

与结石刺激引起的炎症、损伤及平滑肌痉挛有关。

(二)潜在并发症

感染、出血、"石街"形成。

(三)知识缺乏

缺乏预防尿石症的知识。

三、护理目标

(1)患者自述疼痛减轻,舒适感增强。

(2)患者未发生并发症,或并发症发生后得到及时发现与处理。

(3)患者知晓尿石症的预防知识。

四、护理措施

(一)非手术治疗的护理

1.缓解疼痛

嘱患者卧床休息,局部热敷,指导患者做深呼吸、放松以减轻疼痛。肾绞痛发作时遵医嘱使用镇痛、解痉药。

2.饮水与活动

鼓励患者大量饮水,每天3 000 mL;适当做一些跳跃运动或经常改变体位,有助于结石的排出。

3.病情观察

观察尿液的颜色与性状,监测体温、尿中白细胞数,及早发现感染征象;观察结石排出情况,排出结石可做成分分析,以指导结石治疗与预防。

(二)体外冲击波碎石治疗的护理

1.术前护理

(1)解释:向患者及家属解释体外冲击波碎石治疗的方法、碎石效果及配合要求;嘱患者术中配合做好体位固定,不能随意变换体位,以确保碎石定位的准确性。

(2)检查:术前行腹部平片复查,了解结石位置、数量与大小。同时行实验室检查,了解凝血功能与肝肾功能。

2.术后护理

(1)鼓励患者多饮水:每天饮水量>3 000 mL,可根据出汗量适当增减饮水量,促进排石。

(2)采取有效体位、促进排石。①结石位于肾下盏:取头低位;②肾结石碎石后:一般取健侧卧位。

同时叩击患侧肾区,利于碎石由肾盏排入肾盂、输尿管。巨大肾结石碎石后可因短时间内大量碎石突然积聚于输尿管而发生堵塞,引起"石街"和继发感染,严重者引起肾功能改变。因此,碎石后宜取患侧卧位,以利结石随尿液缓慢排出。

3.术后并发症的观察与护理

(1)血尿:碎石术后多数患者出现暂时性肉眼血尿,一般不需要特殊处理。

(2)发热:感染性结石患者,由于结石内细菌播散而引起尿路感染,往往引起发热。遵医嘱应用抗菌药物,高热者采用降温措施。

(3)疼痛:结石碎片或颗粒排出可引起肾绞痛,应给予解痉止痛等处理。

(4)"石街"形成:是常见且较严重的并发症之一。体外冲击波碎石术后,碎石过多地积聚于输尿管内,可引起"石街"。患者有腰痛或不适,有时可合并继发感染,可用输尿管镜取石或碎石。除多饮水外,必要时留置双"J"管以预防"石街"形成。

(三)手术治疗的护理

1.术前护理

协助做好术前检查,术前常规准备,协助术前结石定位。

2.术后护理

(1)病情观察:观察患者生命体征,尿量、尿液颜色和性状。

(2)肾造瘘管护理:内镜碎石术后常留置肾造瘘管,主要起引流残余碎石作用。①妥善固定肾造瘘管。②预防感染。③保持引流管通畅:勿压迫、折叠管道。若发现肾造瘘管被堵塞,可用注射器吸取少量(5~10 mL)生理盐水冲洗,反复多次,直至管道通畅。④观察记录引流液的量、颜色和性状。术后早期,肾造瘘管引流出血性尿液,一般1~3天液颜色转清,不需特殊处理。⑤拔管:术后3~5天若引流尿液转清、体温正常,则可考虑拔管,拔管前做拔管试验,无腰部胀痛、渗液、发热等不适可拔管。

(3)双"J"管护理:碎石术后于输尿管内放置双"J"管,可起到内引流、内支架的作用,还可扩张输尿管,有助于小结石的排出。术后指导患者尽早取半卧位,多饮水、勤排尿;鼓励患者早期下床活动,但避免活动不当(如四肢同时伸展的动作,剧烈运动,过度弯腰,突然下蹲等)引起双"J"管滑脱或上下移位。

双"J"管一般留置4~6周,经复查B超或腹部摄片确定无结石残留后,在膀胱镜下取出双"J"管。

(4)肾周引流管护理:开放性手术后常留置肾周引流管,起引流渗血、渗液的作用。注意妥善固定,保持引流通畅,观察、记录引流液颜、性状与量。

(5)膀胱造瘘管护理:膀胱结石行耻骨上膀胱切开取石术后常留置膀胱造瘘管,应做好管道护理。

(四)并发症的观察与护理

1.出血

(1)观察:术后早期易发生。若术后短时间内肾造瘘管或肾周引流管内引出大量鲜红色血性液,须警惕为出血。

(2)护理:应安慰患者,嘱其卧床休息,及时报告医师,遵医嘱应用止血药、抗感染等。留置肾造瘘管者可夹管1~3小时,以造成肾盂内压力增高,从而达到压迫性止血的目的。若经止血处理后,患者生命体征平稳,再重新开放造瘘管。拔除肾造瘘管后也应警惕出血的发生。

2.感染

(1)观察:术后应密切观察患者体温变化,及早发现感染性休克征象。

(2)护理:遵医嘱应用抗菌药物;保持各引流管通畅,留置导尿管者做好尿道口与会阴部的清洁;肾造瘘口应定时更换敷料,保持清洁、干燥。

3.输尿管损伤

术后观察有无漏尿及腹膜炎征象。一旦发生,及时处理。

五、健康教育

(一)尿石症的预防

(1)嘱患者大量饮水防石。

(2)饮食指导:根据结石成分、代谢状态调节饮食。①含钙结石:合理摄入钙量,适当减少牛奶、奶制品、豆制品、巧克力、坚果等含钙量高食物的摄入。②草酸盐结石:限制浓茶、菠菜、番茄、芦笋、花生等食物。③尿酸结石:不宜食用含嘌呤高的食物,如动物内脏、豆制品、啤酒。避免大量摄入动物蛋白、精制糖和动物脂肪。

(3)药物预防:根据结石成分、血、尿钙磷、尿酸、胱氨酸和尿pH,应用药物预防结石发生。草酸盐结石患者可口服维生素 B_6,以减少草酸盐排出;口服氧化镁可增加尿中草酸溶解度。尿酸结石患者可口服别嘌醇和碳酸氢钠,以抑制结石形成。

(二)双"J"管的自我观察与护理

(1)自我护理:部分患者行碎石术后带双"J"管出院,期间若出现排尿疼痛、尿频、血尿时,多为双"J"管膀胱端刺激所致,一般经多饮水、减少活动和对症处理后均能缓解。嘱患者术后4周回院复查并拔除双"J"管。避免过大的体力活动强度,一般的日常生活活动不需受限。

(2)自我观察:如果出现无法缓解的膀胱刺激征、尿中有血块、发热等,应及时就诊。

(三)复查

定期行 X 线或 B 超检查,观察有无残余结石或结石复发。若出现腰痛、血尿等症状,及时就诊。

六、护理评价

(1)患者疼痛程度是否减轻。

(2)患者是否出现并发症,若并发症发生是否得到及时发现和处理。

(3)患者是否知晓尿石症的预防知识。

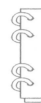

第六章 妇产科护理

第一节 盆腔炎性疾病

一、概述

(一)定义

盆腔炎性疾病是指女性上生殖道的一组炎性疾病,主要包括子宫内膜炎、输卵管炎、输卵管卵巢脓肿、盆腔腹膜炎。最常见的是输卵管炎及输卵管卵巢脓肿。

(二)主要发病机制

女性生殖系统具有比较完善的自然防御功能,当自然防御功能遭到破坏,或机体免疫力降低、内分泌发生变化或外源性病原体入侵而导致子宫内膜、输卵管、卵巢、盆腔腹膜、盆腔结缔组织发生炎症。感染严重时,可累及周围器官和组织,当病原体毒性强、数量多、患者抵抗力低时,常发生败血症及脓毒血症,若未得到及时治疗可能发生盆腔炎性疾病后遗症。

(三)治疗原则

1.急性盆腔炎

主要为及时足量的抗生素药物治疗,必要时手术治疗。

2.盆腔炎性疾病后遗症

多采用综合性治疗方案控制炎症,同时注意增强身体抵抗力,缓解症状。

二、护理评估

(一)健康史

(1)了解既往疾病史、用药史、月经史及药物过敏史。

(2)了解流产、分娩的时间、经过及处理。

(3)了解本次患病的起病时间、症状、疼痛性质、部位、有无全身症状。

(二)生理状况

1.症状

(1)轻者无症状或症状轻微不易被发现,常表现为持续性下腹痛,活动或性交后加重,发热、阴道分泌物增多等。

(2)重者可表现为寒战、高热、头痛、食欲减退;月经期发病者可表现为经量增多、经期延长;腹膜炎者出现消化道症状,如恶心、呕吐、腹胀等;若脓肿形成,可有下腹包块及局部刺激症状。

2.体征

(1)急性面容、体温升高、心率加快。

(2)下腹部压痛、反跳痛及肌紧张。

(3)检查见阴道充血;大量脓性臭味分泌物从子宫颈口外流;穹隆有明显触痛;子宫颈充血、水肿、举痛明显;子宫体增大有压痛且活动受限;一侧或双侧附件增厚,有包块,压痛。

3.辅助检查

(1)实验室检查:子宫颈黏液脓性分泌物,或阴道分泌物 0.9% 氯化钠溶液湿片中见到大量白细胞;红细胞沉降率升高;血 C 反应蛋白升高;子宫颈分泌物培养或革兰氏染色涂片淋病奈瑟菌阳性或沙眼衣原体阳性。

(2)阴道超声检查:显示输卵管增粗,输卵管积液,伴或不伴有盆腔积液、输卵管卵巢肿块。

(3)腹腔镜检查:输卵管表面明显充血;输卵管壁水肿;输卵管伞端或浆膜面有脓性渗透物。

(4)子宫内膜活组织检查证实子宫内膜炎。

(三)高危因素

(1)年龄:盆腔炎性疾病高发年龄为 15～25 岁。

(2)性活动及性卫生:初次性交年龄小、有多个性伴侣、性交过频以及性伴侣有性传播疾病;有使用不洁的月经垫、经期性交等。

(3)下生殖道感染:性传播疾病,如淋病奈瑟菌性子宫颈炎、衣原体性子宫颈炎以及细菌性阴道病。

(4)宫腔内手术操作后感染:刮宫术、输卵管通液术、子宫输卵管造影术、宫腔镜检查、人工流产、放置宫内节育器等手术时,消毒不严格或术前适应证选择不当,会导致感染。

(5)邻近器官炎症直接蔓延:如阑尾炎、腹膜炎等蔓延至盆腔。

(6)盆腔炎性疾病再次发作。

(四)心理-社会因素

1.对健康问题的感受

是否存在因无明显症状或症状轻,而不重视致延误治疗。

2.对疾病的反应

是否由于慢性疾病过程长,患者思想压力大而产生焦虑、烦躁情绪。若病情严重,则担心预后,患者往往有恐惧、无助感。

3.家庭、社会及经济状况

是否存在因炎症反复发作,严重影响妇女生殖健康甚至导致不孕,且增加家庭与社会经济负担。

第二节　多囊卵巢综合征

一、概述

(一)定义

多囊卵巢综合征是最常见的妇科内分泌疾病之一。以雄激素过高的临床或生化表现、持续无排卵、卵巢多囊改变为特征,常伴有胰岛素抵抗和肥胖。

(二)主要发病机制

发病机制可能涉及下丘脑-垂体-卵巢轴调节功能异常、胰岛素抵抗和高胰岛素血症、肾上腺内分泌功能异常。

(三)治疗原则

以调整月经周期、降低血雄激素水平、改善胰岛素抵抗以及有生育要求者促排卵为主,兼以调整生活方式,控制体重。

二、护理评估

(一)健康史

详细询问患者月经史,包括初潮年龄、月经周期、经期、经量等情况,询问患者及其家族的既往疾病史,了解患者生育史、血压、体重、饮食、运动状况等。

(二)生理状况

(1)症状:①月经失调;②不孕。

(2)体征:①多毛、痤疮;②肥胖;③黑棘皮症。

(3)辅助检查。①基础体温测定:表现为单相型基础体温曲线。②B超检查:卵巢增大,一侧或两侧卵巢多囊改变。连续监测未见主导卵泡发育及排卵迹象。③诊断性刮宫:应选在月经前数天或月经来潮6小时内进行,刮出的子宫内膜呈不同程度增殖改变,无分泌期改变。④腹腔镜检查:见卵巢增大,包膜增厚,表面光滑,呈灰白色,有新生血管。包膜下显露多个卵泡,无排卵征象,无排卵孔、无血体、无黄体。⑤内分泌测定:雄激素水平高、雌激素改变、促性腺素变化、胰岛素抵抗、血清催乳素水平升高,腹部肥胖者应检测空腹血糖及口服葡萄糖耐量试验,还应检测空腹胰岛素及葡萄糖负荷后血清胰岛素。

(三)高危因素

1.遗传因素

有多囊卵巢综合征、糖尿病、高血压、男性秃顶、肥胖家族史的少女患青春期的多囊卵巢综合征的风险更高。

2.环境因素

超重、肥胖及继发的胰岛素抵抗。

3.其他因素

心理障碍如抑郁、焦虑,饮酒,睡眠质量差,慢性炎症,铁代谢异常等。

(四)心理-社会因素

(1)多毛、痤疮等高雄激素的临床表现和肥胖,可能导致自我形象紊乱和自尊低下。

(2)不孕患者担心家人不理解,影响家庭关系。

第三节 子宫肌瘤

一、概述

(一)定义

子宫肌瘤是女性生殖器最常见的良性肿瘤,由平滑肌及结缔组织组成,常见于 30~50 岁妇女,20 岁以下少见。子宫肌瘤多见于宫体,少见子宫颈肌瘤,按肌瘤和子宫肌层的关系可分为肌壁间、黏膜下及浆膜下肌瘤。

(二)主要发病机制

子宫肌瘤的发病机制,尤其是其启动因子,尚未完全明确。迄今为止的研究证据明确了卵巢性激素是子宫肌瘤生长必不可少的,卵巢性激素对靶细胞或靶组织的作用部分通过局部各种细胞因子的介导,从而调节细胞转化、细胞生长、细胞肥大、血管形成、细胞外基质形成,使肌瘤得以形成和生长。

(三)治疗原则

根据患者的症状、年龄和生育要求以及肌瘤的类型、大小、数目全面考虑。可以观察等待、药物治疗或手术治疗。

二、护理评估

(一)健康史

仔细询问月经史、生育史,有无长期使用雌激素的历史;发病后月经变化情况;有无肌瘤压迫症状;曾接受治疗的经过、疗效及用药后的机体反应;如发现腹部包块者,应询问发现的时间、部位、质地及生长速度,如短时间内迅速增大,则应排除恶变的可能。

(二)生理状况

1.症状

(1)经量增多及经期延长:是子宫肌瘤最常见症状,多见于大的肌壁间肌瘤及黏膜下肌瘤,肌瘤使宫腔增大,子宫内膜面积增大并影响子宫收缩。黏膜下肌瘤伴有坏死感染时,伴有不规则阴道流血或血样脓性排液。长期经量增多可继发贫血,出现乏力、心悸症状。

(2)下腹包块：肌瘤增大到使子宫超过 3 个月妊娠大小时可从腹部触及。巨大的黏膜下肌瘤可脱出阴道外。

(3)白带增多：肌壁间肌瘤使宫腔面积增大，内膜腺体分泌增多，并伴有盆腔充血致使白带增多；黏膜下肌瘤感染时可有大量脓样白带；有溃烂、坏死、出血时，可有血性或脓血性、有恶臭的阴道溢液。

(4)压迫症状：子宫前壁下段肌瘤压迫膀胱引起尿频、尿急；子宫颈肌瘤可引起排尿困难、尿潴留；子宫后壁肌瘤可引起下腹坠胀、便秘等症状。

(5)下腹坠胀、腹痛、腰酸背痛：通常无腹痛，常为腰酸、下腹坠胀，经期加重。当浆膜下肌瘤发生蒂扭转时发生急性腹痛。肌瘤红色样变时腹痛剧烈，并伴发热、恶心。黏膜下肌瘤向外排出时也可引起腹痛。

(6)不孕或流产：黏膜下肌瘤和影响宫腔变形的肌壁间肌瘤可致不孕或流产。

2.体征

子宫增大，下腹扪及包块，黏膜下肌瘤可脱于子宫颈外口。

3.辅助检查

(1)B 超是常用的辅助检查，能区分子宫肌瘤和其他包块。

(2)磁共振成像可准确判断肌瘤的大小、数目和位置。

(三)高危因素

雌激素长期刺激，细胞遗传学异常。

(四)心理-社会因素

(1)患者急迫想要了解肿瘤性质，对治疗方案犹豫不决，对手术治疗充满恐惧不安的心理。

(2)患者对手术后生育功能、女性性征的维持、性生活产生担忧、焦虑。

第四节 卵 巢 肿 瘤

一、概述

(一)定义及发病率

卵巢肿瘤是常见的妇科肿瘤，可发生于任何年龄，其组织学类型繁多，但在不同年龄组分布有所变化。卵巢恶性肿瘤是女性生殖器常见的三大恶性肿瘤之一，由于卵巢位于盆腔深部，早期病变不易发现，晚期患者缺乏有效的治疗手段，因此其致死率居妇科恶性肿瘤首位。

(二)主要发病机制

病因尚不明确，20%～25%的卵巢恶性肿瘤患者有家族史。卵巢肿瘤的发病可能与高胆固醇因素、内分泌因素有关。其中恶性肿瘤主要转移途径有直接蔓延、腹腔种植和淋巴转移。

(三)治疗原则

手术是主要治疗手段，恶性肿瘤术后应根据其组织学类型、手术病理分期等决定实施辅助性化学治疗、放射治疗及其他综合治疗。

二、护理评估

(一)健康史

了解患者既往病史、药物过敏史；了解患者月经史、婚育史，是否不孕或自然流产；了解是否存在长期使用雌激素的诱发因素，病发后月经变化情况及伴随情况；了解既往治疗经过、疗效及用药情况；了解是否有消瘦、贫血等恶病质表现。

(二)生理状况

1.症状

良性肿瘤发展缓慢，早期肿瘤小，多无症状，常在妇科检查时偶然发现。当肿瘤增大时，患者常感腹胀或腹部扪及包块，若肿瘤继续生长，可出现尿频、便秘等压迫症状。恶性肿瘤早期无症状，出现腹胀、腹水、腹部包块和胃肠道症状时已属晚期，患者可有明显消瘦、贫血等恶病质表现。卵巢肿瘤常以并发症就诊，患者出现急性下腹痛，伴随恶心、呕吐等症状。

2.体征

肿瘤较小时妇科检查无异常；肿瘤大时，双合诊和三合诊检查时可在子宫一侧或双侧触及包块。良性卵巢肿瘤多为囊性，表面光滑，与子宫无粘连；恶性卵巢肿瘤可发现肿块表面凹凸不平，固定，与子宫分界不清，有时可扪及肿大的淋巴结。

3.辅助检查

(1)肿瘤标志物：血清CA_{125}检测可用于卵巢肿瘤的辅助诊断，80%卵巢上皮性癌患者血清CA_{125}升高，且可用于预后监测；血清甲胎蛋白对卵黄囊瘤有特异性诊断价值;血清人绒毛膜促性腺激素对非妊娠性卵巢绒癌有特异性;血清 HE_4 是继 CA_{125} 后被高度认可的卵巢上皮性癌肿瘤标志物,目前推荐与 CA_{125} 联合应用判断盆腔肿块的良、恶性。

(2)影像学检查:B超检查可了解肿块的部位、大小、形态,囊性或实性,囊内有无乳头,临床诊断符合率＞90％;腹部 X 线片可显示卵巢畸胎瘤的牙齿、骨质及钙化囊壁;磁共振成像可较好地显示肿块及肿块与周围的关系;电子计算机断层扫描可判断周围侵犯及远处转移情况。

(3)腹腔镜检查:可直接观察肿块状况,对盆腔、腹腔及横膈部位进行窥视,并在可疑部位进行多点活检或抽吸腹水行细胞学检查。

(4)细胞学检查:腹水、腹水冲洗液、胸腔积液做细胞学检查可辅助诊断。

(三)高危因素

(1)卵巢上皮性肿瘤的高危因素:未产、不孕、初潮早、绝经迟等;乳癌和胃肠癌的女性患者;40 岁以上妇女。

(2)卵巢生殖细胞肿瘤好发于青少年及儿童。

(3)卵巢性索间质肿瘤多见于中年妇女。

(四)心理-社会因素

了解患者对疾病的认知,是否有无助、紧张、恐惧等表现;了解患者家庭关系;了解患者的经济水平等。

第五节　过期妊娠

一、概述

(一)定义及发病率

平时月经周期规律,妊娠达到或超过 42 周(≥294 天)尚未分娩者,称为过期妊娠。其发生率占妊娠总数的 3％～15％。

(二)主要发病机制

各种原因引起的雌孕激素失调导致孕激素优势,分娩发动延迟;胎位不正、头盆不称;胎儿、子宫不能密切接触,反射性子宫收缩减少导致过期妊娠。

（三）处理原则

妊娠 40 周以后胎盘功能逐渐下降，42 周以后明显下降，因此，在妊娠 41 周以后，即应考虑终止妊娠，尽量避免过期妊娠。应根据胎儿安危状况、胎儿大小、子宫颈成熟度综合分析，选择恰当的分娩方式。

（1）促子宫颈成熟：目前常用的促子宫颈成熟的方法主要有 PGE₂ 阴道制剂和子宫颈扩张球囊。

（2）人工破膜可减少晚期足月和过期妊娠的发生。

（3）引产术：常用静脉滴注缩宫素，诱发宫缩直至临产；胎头已衔接者，通常先人工破膜，1 小时后开始滴注缩宫素引产。

（4）适当放宽剖宫产指征。

二、护理评估

（一）健康史

详细询问病史，准确判断预产期、妊娠周数等。

（二）生理状况

1.症状、体征

孕期达到或超过 42 周，通过胎动、胎心率、B 超检查、雌孕激素测定、羊膜镜检查等确定胎盘功能是否正常。

2.辅助检查

辅助检查有 B 超检查、雌孕激素测定、羊膜镜检查。胎儿监测的方法包括无应激试验、宫缩应激试验、生物物理评分（改良生物物理评分（应激试验＋羊水测量）。尽管表明 41 周及以上孕周应行胎儿监测，但采用何种方法及以何种频率目前都尚无充分的资料予以确定。

（三）高危因素

高危因素包括初产妇、既往过期妊娠史、男性胎儿、孕妇肥胖。对双胞胎的研究也提示遗传倾向对晚期或过期妊娠的风险因素占 23％～30％。某些胎儿异常可能也与过期妊娠相关，如无脑儿和胎盘硫酸酯酶缺乏，但两者之间联系的确切原因还不清楚。

（四）心理-社会因素

过期妊娠加大胎儿、新生儿及孕产妇风险，导致个人和家庭成员产生紧张、焦虑、担忧等不良情绪。

第六节 胎膜早破

一、概述

(一)定义及发病率

临产前发生胎膜破裂,称为胎膜早破。其发生率国外报道为 $5\%\sim15\%$,国内报道为 $2.7\%\sim7\%$。未足月胎膜早破指在妊娠 20 周以后、未满 37 周胎膜在临产前破裂。妊娠满 37 周后的胎膜早破发生率为 10%;妊娠不满 37 周的胎膜早破发生率为 $2\%\sim3.5\%$。单胎妊娠胎膜早破的发生率为 $2\%\sim4\%$,双胎妊娠为 $7\%\sim20\%$。孕周越小,围生儿预后越差,胎膜早破可引起早产、胎盘早剥、羊水过少、脐带脱垂、胎儿窘迫和新生儿呼吸窘迫综合征,孕产妇及胎儿感染率和围生儿病死率显著升高。

(二)主要发病机制

生殖道感染,病原微生物产生的蛋白酶、胶质酶、弹性蛋白酶等直接降解胎膜的基质和胶质以及缺乏维生素 C、锌、铜等可使胎膜局部抗张能力下降而破裂。双胎妊娠、羊水过多、巨大儿、头盆不称、胎位异常等引起的羊膜腔压力增高和胎膜受力不均,使覆盖于子宫颈内口处的胎膜自然成为薄弱环节而容易发生破裂。

(三)处理原则

妊娠＜24 周的孕妇应终止妊娠;妊娠 28～35 周的孕妇若胎肺不成熟,无感染征象,无胎儿窘迫可期待治疗,但必须排除绒毛膜羊膜炎;若胎肺成熟或有明显感染时,应立即终止妊娠;对胎儿窘迫的孕妇,妊娠＞36 周,终止妊娠。

(1)足月胎膜早破一般在破膜 12 小时内自然临产。若 12 小时未临产,可予以药物引产。

(2)未足月胎膜早破于妊娠 28～35 周、胎膜早破不伴感染、羊水池深度 ≥3 cm 时,采取绝对卧床休息、预防感染、抑制宫缩、促胎肺成熟等期待疗法。羊水池深度≤2 cm,妊娠＜35 周纠正羊水过少。妊娠 35 周后或明显羊膜腔感染时,伴有胎儿窘迫,抗感染的同时终止妊娠。

二、护理评估

(一)健康史

详细询问病史,了解诱发胎膜早破的原因,确定胎膜破裂的时间、妊娠周数、是否有宫缩及感染的征象。

(二)生理状况

1. 症状和体征

孕妇主诉突然出现阴道流液或无控制的"漏尿",少数孕妇仅感觉到外阴较平时湿润,窥阴器检查见混有胎脂的羊水自子宫颈口流出,即可作出诊断。

2. 辅助检查

(1)阴道酸碱度测定:正常阴道液 pH 为 4.5～5.5,羊水 pH 为 7.0～7.5。胎膜破裂后,阴道液 pH 升高(pH≥6.5)。pH 诊断胎膜早破的敏感度为 90%,血液、尿液、子宫颈黏液、精液及细菌污染可出现假阳性。

(2)阴道液涂片:取阴道液涂于玻片上,干燥后显微镜下观察,出现羊齿状结晶,用 0.5% 硫酸尼罗蓝染色,显微镜下见橘黄色胎儿上皮细胞,用苏丹Ⅲ染色见黄色脂肪小粒,均可确定为羊水,准确率达 95%。

(3)胎儿纤连蛋白测定:胎儿纤连蛋白是胎膜分泌的细胞外基质蛋白。当子宫颈及阴道分泌物内胎儿纤连蛋白含量＞0.05 mg/L 时,胎膜抗张能力下降,易发生胎膜早破。

(4)胰岛素样生长因子结合蛋白-1:检测到的人羊水中胰岛素样生长因子结合蛋白-1,特异性强,不受血液、精液、尿液和子宫颈黏液的影响。

(5)羊膜腔感染检测:①羊水细菌培养;②羊水涂片革兰氏染色检查细菌;③羊水白细胞介素-6≥7.9 ng/mL 时,提示羊膜腔感染;④血 C 反应蛋白＞8 mg/L 时,提示羊膜腔感染;⑤降钙素原轻度升高表示感染存在。

(6)羊膜镜检查:可直视胎儿先露部,看见头发或其他胎儿部分,看不到前羊膜囊即可诊断为胎膜早破。

(7)B 超检查羊水量减少可协助诊断。

(三)高危因素

1. 母体因素

反复阴道流血、阴道炎、长期应用糖皮质激素、腹部创伤、腹腔内压力突然增加(剧烈咳嗽、排便困难)、吸烟、药物滥用、营养不良、前次妊娠发生早产胎膜早破史、妊娠晚期性生活频繁等。

2.子宫及胎盘因素

子宫畸形、胎盘早剥、子宫颈功能不全、子宫颈环扎术后、子宫颈锥切术后、子宫颈缩短、先兆早产、子宫过度膨胀（羊水过多、多胎妊娠）、头盆不称、胎位异常（臀位、横位）、绒毛膜羊膜炎、亚临床宫内感染等。

(四)心理-社会因素

孕妇突然发生不可自控的阴道流液,可能惊惶失措,担心会影响胎儿及自身的健康,有些孕妇可能开始设想胎膜早破会带来的种种后果,甚至会产生恐惧心理。

第七节　前　置　胎　盘

一、概述

(一)定义及发病率

正常妊娠时胎盘附着于子宫体部的前壁、后壁或侧壁。妊娠 28 周后,若胎盘附着于子宫下段到或覆盖于子宫颈内口,位置低于胎先露部,称为前置胎盘。前置胎盘是妊娠晚期严重并发症之一,也是妊娠晚期阴道流血最常见的原因。其发病率国外报道为 0.5%,国内报道前置胎盘发生率为 0.24%～1.57%。按胎盘边缘与子宫颈内口的关系,将前置胎盘分为 4 种类型:完全性前置胎盘、部分性前置胎盘、边缘性前置胎盘、低置胎盘。妊娠中期超声检查发现胎盘接近或覆盖子宫颈内口时,称为胎盘前置状态。

(二)主要发病机制

由于人工流产、多胎妊娠、经产妇等原因,胎盘需要扩大面积来满足胎儿的营养需求从而导致前置胎盘以及孕卵着床部位下移,也会前置导致胎盘。

(三)处理原则

抑制宫缩、止血、纠正贫血和预防感染。根据阴道流血量、有无休克、妊娠周数、产次、胎位、胎儿是否存活、是否临产及前置胎盘类型等综合作出决定。凶险性前置胎盘处理,应当在有条件的医院。

二、护理评估

(一)健康史

除个人健康史外,在孕产史中尤其应注意识别有无剖宫产术、人工流产术及子宫内膜炎等前置胎盘的易发因素。此外,妊娠中,特别孕 28 周后,是否出现无痛性、无诱因、反复阴道流血症状,并详细记录具体经过及医疗处理情况。

(二)生理状况

1.症状

典型症状为妊娠晚期或临产时,发生无诱因、无痛性反复阴道流血。初次出血量一般不多,剥离处血液凝固后,出血停止;也有初次即发生致命性大出血而导致休克。阴道流血发生孕周迟早、反复发生次数、出血量多少与前置胎盘类型有关。

2.体征

患者一般情况与出血量有关,大量出血会呈现面色苍白、脉搏增快微弱、血压下降等休克表现。腹部检查时子宫软,无压痛,大小与妊娠周数相符。由于子宫下段有胎盘占据,影响先露入盆,故胎先露高浮,常并发胎位异常。反复出血或一次出血量过多可使胎儿宫内缺氧,严重者胎死宫内。当前置胎盘附着于子宫前壁时,可在耻骨联合上方闻及胎盘杂音。临产时检查见宫缩为阵发性,间歇期子宫完全松弛。

3.辅助检查

(1)超声检查:推荐使用经阴道超声进行检查。其准确性明显高于经腹超声,并具有安全性。当胎盘边缘未达到子宫颈内口,测量胎盘边缘距子宫颈内口的距离;当胎盘边缘覆盖了子宫颈内口,测量超过子宫颈内口的距离,精确到毫米。

(2)磁共振成像检查:有条件的医院,怀疑合并胎盘植入者,可选择磁共振成像检查。与经阴道超声检查相比,磁共振成像对胎盘定位无明显优势。

(三)高危因素

前置胎盘的高危因素包括流产史、宫腔操作史、产褥期感染史、高龄、剖宫产史、吸烟、双胎妊娠、妊娠 28 周前超声检查提示胎盘前置状态等。

(四)心理-社会因素

患者的一般情况与出血量的多少密切相关。大量出血时可见面色苍白、脉搏细速、血压下降等休克症状。孕妇及其家属可因突然阴道流血而感到恐惧或焦虑,既担心孕妇的健康,又担心胎儿的安危,可能显得恐慌、紧张、手足无措等。

第八节 产 后 出 血

一、概述

(一)定义

产后出血是指胎儿娩出后 24 小时内出血量超过 500 mL 者。产后出血是分娩期的严重并发症,居我国孕产妇死亡原因的首位。其发生率占分娩总数的 2%～3%,其中 80% 以上发生在产后 2 小时内。本节同时介绍晚期产后出血,即分娩 24 小时后,产褥期内发生的子宫大量出血,称为晚期产后出血。以产后 1～2 周发病最常见。

(二)病因

导致产后出血的主要原因有子宫收缩乏力、胎盘因素、软产道损伤、凝血功能障碍。其中子宫收缩乏力是产后出血最常见的原因,占产后出血总数的 70%～80%。

(1)子宫收缩乏力:导致子宫收缩乏力的因素包括精神过度紧张、体质虚弱等全身因素,产程延长、前置胎盘、胎盘早剥等产科因素,多胎妊娠、羊水过多、巨大胎儿、子宫肌瘤等子宫因素以及过多使用镇静剂、麻醉剂等药物因素。

(2)胎盘因素:包括胎盘滞留、胎盘植入、胎盘部分残留等。

(3)软产道损伤:容易导致软产道损伤的因素包括手术助产、急产、巨大胎儿分娩、软产道组织弹性差等。

(4)凝血功能障碍:包括原发性血小板计数减少、再生障碍性贫血等原发凝血功能异常以及子痫、死胎、羊水栓塞、胎盘早剥等产科因素所致的继发凝血功能异常。

导致晚期产后出血的常见原因有胎盘及胎膜残留、蜕膜残留、胎盘附着面复旧不全、感染、剖宫产术后子宫切口裂开等,其中胎盘及胎膜残留为阴道分娩最常见的原因。

(三)治疗原则

针对出血原因迅速止血;补充血容量,纠正失血性休克;防治感染。

二、护理评估

(一)健康史

详细了解分娩经过,了解有无多胎妊娠、羊水过多、重症肝炎、精神过度紧张等,有无软产道裂伤、胎盘植入等。

(二)生理状况

1.产后出血的症状与体征

(1)症状:阴道大量流血,伴有面色苍白、出冷汗,主诉口渴、头晕、心慌、寒战等。若胎儿娩出后立即发生阴道流血,色鲜红能自凝,应考虑软产道裂伤;若胎儿娩出后数分钟发生阴道流血,色暗红,应考虑胎盘因素;若胎盘娩出后阴道流血,色暗红,子宫质软,子宫底扪不清,应考虑子宫收缩乏力;若阴道持续流血,且血液不能自凝,应考虑凝血功能障碍。失血表现明显但阴道流血不多者,应警惕阴道血肿的可能。剖宫产者,表现为胎盘剥离面广泛出血或切口裂伤处持续出血。

(2)体征:血压下降、脉搏细速,子宫收缩乏力性出血者,子宫轮廓不清,经按摩后子宫质地变硬,且按摩时伴有大量阴道流血。

2.晚期产后出血的症状与体征

(1)症状:胎盘、胎膜残留以及蜕膜残留者多发生在产后10天左右,表现为血性恶露持续时间延长,反复出血或突然大量出血;胎盘附着面复旧不全者多发生于产后2周左右,表现为反复多次阴道流血或突然大量阴道流血;剖宫产术后切口愈合不良或裂开者,多发生在术后2～3周,表现为急性大量出血,严重者可发生休克,常伴有腹痛、发热、恶露异常等感染症状。

(2)体征:子宫大而软,宫口松弛,阴道及宫口可有血块堵塞或见残留组织;感染者子宫压痛明显。

3.辅助检查

(1)产科检查:评估子宫收缩情况及宫底高度。

(2)出血量的估计:估计出血量的方法有称重法、容积法、面积法、休克指数法等。

(3)实验室检查:血常规,出、凝血时间,凝血酶原时间及纤维蛋白原测定。

(4)B超检查:晚期产后出血时可了解子宫大小、宫腔内有无残留物以及子宫切口愈合情况。

(5)血 β-人绒毛膜促性腺激素测定:晚期产后出血者应了解有无胎盘残留或滋养细胞疾病。

(6)病理检查:晚期产后出血者的宫腔刮出物送病理检查,了解有无蜕膜、绒毛组织等,协助诊断。

(三)心理-社会因素

评估产妇及家属有无惊慌、恐惧等心理问题及对治疗护理的配合程度。

(四)高危因素

1.产后出血的高危因素

(1)产妇精神过度紧张或恐惧者。

(2)临产后过多使用镇静剂、麻醉剂或子宫收缩抑制剂者。

(3)妊娠并发症或合并症者,如前置胎盘、胎盘早剥、妊娠期高血压疾病、多胎妊娠、羊水过多、巨大胎儿、子宫肌瘤、宫内感染等。

(4)胎盘植入或产后胎盘滞留者。

(5)行阴道助产手术者。

(6)急产或软产道组织弹性差者。

(7)合并凝血功能障碍性疾病者,如原发性血小板计数减少、再生障碍性贫血、重症肝炎等。

(8)羊水栓塞、重度子痫、死胎等可引起弥散性血管内凝血,从而导致产后出血。

2.晚期产后出血的高危因素

(1)胎盘植入者。

(2)前置胎盘者。

(3)卫生习惯不良者。

(4)胎膜早破、产程延长以及多次行阴道检查者。

(5)术中出血多导致贫血者。

(6)多次剖宫产史者。

(7)剖宫产横切口选择过高或过低者。

(8)剖宫产切口缝合不当者。

第九节　产褥感染

一、概述

(一)定义

产褥感染是指分娩及产褥期生殖道受病原体侵袭,引起局部或全身感染。发病率约为 6%,是导致产妇死亡的四大原因之一。产褥病率是指分娩 24 小时以后的 10 天内,每天用口表测量体温 4 次,间隔时间 4 小时,有 2 次体温≥38 ℃。产褥病率的主要原因是产褥感染,其次还包括急性乳腺炎、上呼吸道感染、泌尿系统感染、血栓性静脉炎等生殖道以外的感染。

(二)主要病因

1.诱因

任何导致机体免疫力、细菌毒力、细菌数量三者之间平衡失调的因素,均可成为产褥感染的诱因。如产妇体质虚弱、营养不良、孕期贫血、孕期卫生不良、胎膜早破、羊膜腔感染、产程延长、产前产后出血、多次子宫颈检查等。

2.病原体

引起产褥感染的细菌种类较多,其中以大肠埃希菌、厌氧性链球菌最为常见,而溶血性链球菌和金黄色葡萄球菌感染较为严重。产褥感染常为多种病原体的混合感染。

(三)治疗原则

合理使用抗生素,积极控制感染;加强产妇营养,改善全身状况。

二、护理评估

(一)健康史

详细了解妊娠及分娩经过,评估产妇个人卫生习惯,询问产妇有无贫血、营养不良等慢性疾病,有无生殖道、泌尿道感染病史,了解此次分娩是否有胎膜早破、产程延长、手术助产、产前产后出血等。

(二)生理状况

1.症状

发热、疼痛、异常恶露为产褥感染的三大主要症状。由于感染部位、程度、扩散范围不同,其临床表现也不同。依感染发生部位,分为外阴伤口、阴道、子宫颈、子宫切口局部感染,急性子宫内膜炎、急性盆腔结缔组织炎、急性输卵管炎、急性盆腔腹膜炎、血栓性静脉炎、脓毒血症及败血症等。

2.体征

多有体温升高。依感染部位不同,可有局部红肿、疼痛,恶露增加,下腹部压痛、反跳痛、肌紧张、肠鸣音减弱或消失,下肢水肿、皮肤发白、疼痛,甚至寒战、高热、脉搏细速、血压下降等感染性休克征象。

3.辅助检查

(1)实验室检查:血常规示白细胞计数增高,尤其是中性粒细胞计数明显升高。

(2)影像学检查:B超、彩色多普勒超声、电子计算机断层扫描、磁共振等能够对感染形成的炎性包块、脓肿及静脉血栓作出定位及定性诊断。

(3)细菌培养和药物敏感试验:通过宫腔分泌物、脓肿穿刺物、后穹隆穿刺物做细菌培养和药物敏感试验,确定病原体及敏感的抗生素。

(三)心理-社会因素

产妇有无焦虑、抑郁、烦躁、依赖等心理问题及对产褥感染的认识程度和家庭支持度。

(四)高危因素

(1)产妇免疫力低下者,如合并贫血、营养不良等慢性疾病者。

(2)伴有产前或产后出血者。

(3)羊膜腔感染或行宫内胎儿监测者。

(4)产程延长或胎膜早破者。

(5)分娩过程中频繁行阴道检查者。

(6)剖宫产、急诊手术、阴道助产以及人工剥离胎盘者。

(7)有会阴切口或软产道撕裂伤者。

(8)产前、产后卫生不良者。

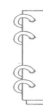

第七章 儿科护理

第一节 儿童意外伤害的干预

意外伤害已成为新世纪儿童健康的重要课题,国外自 20 世纪 70 年代起就将意外伤害归为儿童死亡的首位原因。随着我国传染病和营养性疾病的控制,自 20 世纪 90 年代起国内也将意外伤害作为儿童首位死因。其伤害就诊率为 2.16 万/10 万,住院率为 1.67 万/10 万,致残率为 255 人/10 万,死亡率为 67.13 人/10 万。20 世纪 80 年代,国外开始对意外伤害的定义与分类标准化进行讨论,组织召开了四次国际意外伤害学术会议,我国于 1992 年起开始农村儿童意外伤害的流行病学研究,已在伤害的死因监测、青少年伤害干预和院前急救等方面取得进展,各种协作研究,回顾或前瞻调查,横向或纵向监测也在逐步开展。

一、概念

儿童意外伤害是一种突发事件,是生活中对人生命安全和健康有严重威胁的一种危险因素,为内部或外在的原因造成具有客观规律性的损伤或死亡。意外在于日常生活中因不小心、没留神、未经心、考虑不周的生活方式所致,也并非不可知和无法控制,一般可分为 3 个方面。①个体因素:不同年龄和性别的儿童性格特点、活动能力、判断力、自我控制情况,家长保护措施,生活经验和社会知识等心理、生理发展成熟度及行为模式、知识构成不同,也与种族差异、民族经济水平、城乡环境、传统信仰和习俗有关,特殊生理特点、心理稳定性不同和性格状态等均有个体差异。②家庭因素:经济状况、父母教育程度和婚姻状况、家庭防范设施、家庭居住环境均构成一定的潜在安全威胁。③社会因素:包括政府措施、儿科医师的咨询与健康教育、日常用品的安全性等。

意外伤害已成为一门独立学科,它研究有关意外伤害发生、形成、发展的规律及防范措施,国际疾病分类(ICD-9)已将其单独列为一类,包括机动车损伤、中枢神经系统损伤(大脑、脊髓)、跌落、烧(烫)伤(包括化学、电、放射、摩擦、冻伤)、溺水、暴力(包括虐待、自杀)。

二、研究方法

目前的研究内容尚停留在对意外伤害发生率、死亡率、外伤原因等一般性措施阶段,而对外伤产生的社会和家庭因素中,可预防与不可预防因素、心理因素等无深入研究,伤害给儿童及家庭带来的近期和远期身心损害,意外伤害造成的经济损失,意外伤害预防措施及预防效果评价等研究有待进一步探讨。

(一)常规统计

数据可来自公安户籍部门的死亡登记、妇幼保健部门的死亡记录、交通管理部门的车辆记录、保险公司的伤害赔偿登记、医院病案记录、托幼机构及学院的外伤记录等。对现有资料进行总结分析,样本可大可小,所需人力物力较少,研究周期短,可在统计分析的基础上进行更详尽的研究。但可能对每一次意外伤害没有赋予明确的内涵,对伤害程度没进行清晰准确的界定易造成数据收集的混乱,能够说明的问题就有限。

(二)死亡监测

经监测网培训专人收集的资料较常规死亡登记准确率要高,但死亡监测中死因分类与国际疾病分类(ICD-10)不完全一致,所计算的结果有时会引起误解和混乱。全国 1991－1995 年 5 岁以下儿童意外死亡监测结果及变化趋势报告表明:城市、农村及 1～4 岁儿童死亡的第一位死因均为意外伤害,1991 年和 1995 年分别为 860.0/10 万和 701.1/10 万,同时与总死亡比例的 27.3％ 和 38.7％,且交通意外和跌落死亡率明显上升。

(三)专题研究

采用科学严谨的方法预先进行详尽的研究设计,对意外事故的定义、分类、研究目的与对象、年限资料收集与记录的规则程序、人员培训、质量控制的实施方法、数据统计等内容进行严格准确的界定,并进行预试验后决定正式研究实施方案。研究分类齐全,数据相对可靠,是研究意外伤害的最佳方案,并大力提倡多学科多部门的合作,研究可分为:①描述人群意外伤害的发生率、损伤特征及治疗预后的描述性研究;②揭示意外伤害危险因素的患者对照研究及评估预防措施作用和效果的评估研究。研究深度除进行死亡率、伤残率的分析研究外,可使用潜在寿命损失、无伤残潜在寿命增加、意外伤亡趋势、危险人群、危险暴露度等的分析,估算意外伤害的经济损失、伤害严惩程度及发生机制等。同时对受害者及家庭身心损害的个案和群体研究,完善意外损害监测系统,建立监测网。

三、干预

(一)干预控制理论

干预控制理论是进行伤害干预控制的基础,为干预措施的发展和评价提供强有力的指导。①伤害的E干预理论:即工程干预、经济干预、教育干预、强制干预和即刻的紧急救护;②Haddon模型:伤害的发生取决于宿主、媒介物和环境三种因素互相作用的结果,且贯穿在事件发生前、发生中和发生后的全过程,因此应根据三种因素的三个阶段的不同特点制定相应的十项干预措施和控制策略,包括不使危险形成、减少危险数量与危险物的释放、改变危险释放率及空间分布、将受保护者与危险因素分开,改变危险因素的性质,加强机体对危险的抵抗力,信息传递和有效急救;③主动干预与被动干预结合。

(二)伤害控制措施

(1)交通伤害:使用安全带可减少50%的交通死亡、55%的严重伤害和65%的住院,不戴头盔可使骑摩托车死亡上升40%。

(2)溺水:隔离危险水源、配备安全器材和学会心肺复苏技术。

(3)跌落:窗栏扶栏等。

(4)中毒:药品包装瓶盖设计,毒物标签明确并加锁,家中常备催吐剂。

(5)窒息:减少误吸误食。保持睡眠中的儿童呼吸道通畅。

(6)火灾和烧烫伤:预防火灾,加强厨房用具及电热用品的管理。

(三)伤害防治的主要任务

1.伤害监测

伤害监测包括伤害的发生、死亡、转归、危险因素、危险环境和高危人群等方面的监测,目的是分析伤害的严重性、危害性、趋势、社会代价及防治成效。监测方法有医院监测、社区监测、环境监测、特定人群监测、危险因素监测等。自杀是我国首位伤害死亡的原因,但是至今还未见有关自杀的监测报告。家庭暴力(人身虐待、性虐待、精神虐待、情感虐待、暴力威胁等)和对儿童/老人的虐待与疏忽至今仍只见案例报告。

2.危险因素的确定

不同类型、不同地区、不同人群伤害的危险因素不同,必须客观地分析其必然原因与偶然原因(根本原因与诱因),分析受伤者/肇事者-动因-环境三者的关系,确定危险暴露、暴露量与事件间真实的关联程度。

3.干预评价

做好干预措施评价,必须注意措施的内涵,明确可操作性与可重复性。评价指标要具体、量化、客观,应有对照人群或社区,注意其可比性,并作纯效果比较。评价与推理要实事求是和合乎逻辑,综合评价时应突出主要措施及其作用,单项措施评价要严格摒除其他非观察因素所带来的影响和偏倚。评价还应区别即时效应或中长期效果,时间系列研究可有利于说明这个问题。社会代价和成本-效益分析常常可以收到相得益彰的结论。

(四)控制方案

某一地区伤害的总体防治工作、对一个地区某一特定人群或对某一类型伤害的控制工作进行规划,提出在近期和(或)中期的防治工作目的、内容、方法与评价指标、经费预算和时间进度等。控制方案应包括三级预防的具体措施,也是各个有关部门的综合措施。控制方案必须由政府来组织拟订和组织落实,疾病控制部门理所当然要当好参谋。

四、三级预防

以教育、防范和强制为主的安全促进(主动预防)投入少,收益大,但效果不稳定、易反复。立法、工程与技术等生物力学措施(被动预防)是消除伤害隐患、危险环境和危险因素的根本,但牵涉面广,受政治、经济、文化等制约。因此,伤害的预防与控制必须坚持落实伤害的三级预防措施。

(一)一级预防

旨在防止和减少伤害的发生,即在伤害发生之前采取措施,使伤害不发生或少发生。其中包含两个方面的内涵:全人群策略(指降低人群暴露于伤害的危险水平(环境、因素、机会和条件);高危策略指消除高危人群对某种伤害的特殊暴露和降低危害。主动的一级预防是通过信息传递和行为干预,帮助居民提高安全意识、伤害防治常识和自我保护能力,包括宣传教育、培养训练、督导强制等方式达到安全促进的效果。认知与行为不相一致是安全促进的主要障碍,从幼儿时期开始培养安全意识和营造一个良好的社会氛围,可以使年轻人对自己的行为有能力作出抉择和制约。被动的一级预防必须从工程和产品的设计阶段便充分考虑到伤害与安全问题,社会和消费者的监督也是必不可少的。

（二）二级预防

旨在降低伤害的死亡率和致残率，即在伤害发生后的自救互救、院前医护、院内抢救和治疗伤害者，第一时间紧急救护包括就地和院前抢救，是提高生存机会和减少后遗残疾的关键。每一个地区都必须建立指挥灵敏、反应快捷、高质高效的院前急救系统（急救中心和急诊室）。珠海市将计算机系统应用于院前急救的指挥调度，使伤害院前急救达到迅速、准确；浙江省把急救医疗中心、救护站及跨地区协作抢救形成网络，发挥高速、高效作用，成为伤员的生命"绿色通道"；很多医院近年来在儿科急救模式上做了积极有效的探讨，把院前急救转运、院内急诊室抢救和重症监护进行三位一体的统一管理，形成了完善的儿科急诊医疗体系，并建立了儿科急救网络。

（三）三级预防

主要任务是使受伤者恢复正常功能、早日康复及使残疾人得到良好的照顾和医治。伤害可能造成 3％～5％ 的躯体功能受损（暂时性失能）和 1％ 的残疾（永久性失能），这些人的康复、治疗和照料是社区卫生保健工作的一项经济性任务。

第二节 溺 水

溺水是指人淹没于水中，水灌满呼吸道和肺泡迅即窒息，是威胁生命的危险状态。溺水损伤根据预后可分为：溺死是指溺水后 24 小时内发生死亡；临近溺死是指溺水后存活 24 小时以上，主要损害来自肺脏和中枢神经系统损伤，不论患儿以后是康复或死亡。溺水后吸收到血液循环内的水使血液稀释引起渗透压改变、电解质紊乱和组织损伤，最终使呼吸、心跳停止而死亡。溺水多发生于夏秋两季，不慎坠入池塘、江河湖海，偶有游泳意外或冬季落入薄冰河水或溺水于浴缸中。小儿溺水发生率每年 10/10 万～14/10 万。据报告在我国南方 3 岁以上小儿意外死亡中溺水占首位，是常见的意外事故。

一、临床特点

(一)溺水的分类

1.按呼吸道内是否进入水分

(1)干性溺水:溺水后上呼吸道吸入少量水分出现咳嗽及吞咽反应迅速出现喉痉挛,声门关闭发生窒息,低氧血症及意识丧失,反射性引起心脏停搏,其心跳呼吸停止时间发生早。血气监测表明均有严重低氧血症及代谢性酸中毒。本型溺水发生率较高。

(2)湿性溺水:溺水后反射性屏气防止进入呼吸道,声门关闭,因缺氧窒息迅速发生低氧血症,被迫进行深吸气致使有较多水分进入呼吸道、肺泡与胃内,心搏骤停。因肺泡内液体较多,通气/血流比例异常,肺内分流增加致使缺氧进行性加重,呼吸和心跳完全停止。

2.按气道内吸入水分性质

(1)淡水溺水:较为常见。因江、河、湖泊、池中的水为低渗,统称为淡水,吸入后除肺泡及肺表面活性物质被破坏引起肺不张及间质肺水肿外,低渗水进入血管后致使血容量增加,而使血液被稀释,引起低钠、低氯血症,血浆蛋白浓度降低。因血液处低渗状态,因此发生血管内溶血和高钾血症。严重溶血可诱发室颤。

(2)海水溺水:海水含 3.5%氯化钠为高渗盐水,其渗透压为血清渗透压的4倍。肺泡内因进入高渗盐水,血浆经肺泡-毛细血管渗入肺泡内引起肺泡性肺水肿。因水分向肺泡渗入,使有效循环血量减少,而使血液浓缩。因海水中钠、氯、镁进入血液最终致高钠、高氯、高钙及高渗血症(海水溺水不灭活肺表面活性物质)。

溺水后无论呼吸道是否吸入液体都可迅速发生窒息从而使体内发生一系列病理生理变化,可概括为:①窒息-低氧血症、酸中毒。②呼吸停止与心搏骤停。③因心脏停搏和窒息引起缺氧性脑损害、脑细胞受损和脑水肿。④肺水肿、肺损伤,严重者发生急性呼吸窘迫综合征。⑤水与电解质紊乱,淡水溺水引起低钠、低氯和低蛋白血症,因红细胞破坏引起溶血和高钾血症;海水溺水引起高渗状态。⑥肺部进入污水可发生继发感染,在抢救过程中可发生休克、心力衰竭、弥散性血管内凝血、急性肾衰竭等器官功能损害。

（二）溺水至心跳停止的过程

1.干性溺水

溺水后喉痉挛—声门关闭—窒息—低氧血症—意识丧失—心跳停止，其心跳和呼吸停止时间发生较早，通常在5分钟内。

2.湿性溺水

溺水后声门关闭—窒息—低氧血症—意识丧失后声门打开—大量液体进入气道—加重低氧血症—多在溺水后5～6分钟心跳呼吸完全停止。

3.溺水反射

20 ℃以下冷水淹没面部—进入口腔—三叉神经传入—迷走神经反射—心跳过缓—心跳停止。

4.浸渍综合征

低于50 ℃的冷水淹没后—刺激迷走神经—心律失常—室颤—心搏骤停。

（三）影响溺水的预后因素

Orlowski提出影响溺水者神经学预后的因素有：①＜3岁小儿；②溺水时间＞5分钟；③救助到复苏开始＞5分钟；④入院时深昏迷；⑤动脉血pH≤7.10。若5个项目符合2个以下，则90%可恢复；若是3个以上，仅有5%能恢复。此外，水温＞25 ℃，复苏＞25分钟则预后不良。

二、诊断

（一）病史

有溺水史者，应迅速了解溺水的时间，是淡水、海水、粪水或污水，以及溺水原因是意外、癫痫发作或抽筋（肌肉局部痉挛）等，还是其他原因。

（二）当时意识状态

注意生命体征检查，有无自主呼吸、心跳、瞳孔大小、对光反射以及口腔内分泌物性质。淹溺者通常皮肤黏膜苍白、发绀、四肢厥冷，常出现昏迷，肺部有啰音，呼吸与心跳微弱或停止。口、鼻充满血性泡沫痰或污泥、杂草，有时腹部隆起和胃扩张。

（三）辅助检查

（1）血气分析示低氧血症和酸中毒，血钠、钾、氯化物可有轻度降低，溶血时血钾增高。海水淹溺者血钙、血镁增高。

（2）可出现应激性高血糖（＞6 mmol/L）与高乳酸血症（＞2 mmol/L）。

(3)胸部 X 线片示肺门阴影增浓,肺纹理增强,部分可出现絮状渗出或炎性改变,严重者见双肺弥漫性肺水肿。

三、治疗

对溺水者的抢救,必须分秒必争。急救的要点是实施有效的心肺脑复苏以恢复自主呼吸和循环。做好呼吸管理,防止肺部感染及并发症,还应衔接好从事故现场到初级急救机构再到高级急救中心治疗,做到连续、有序,而现场初级急救尤为重要。

(一)现场急救

1.通畅呼吸道

在事故现场,急救者从背后托起头部或胸部至岸边,并使溺水者口、鼻露出水面,立即清除口、鼻中的污泥、浊水,保持呼吸道通畅。

2.倾出呼吸道内积水

迅速将患儿放置于抢救者屈膝的腿上,头部向下,背部向上,也可将患儿俯卧于斜坡、高岗处使头低脚高位。叩其背部使进入呼吸道内的水排出,通常肺内的水已吸收,因此排水时间不宜过长。

3.心肺复苏

在排水的同时若呼吸心跳微弱,应立即行心脏按压,呼吸停止者可行口对口人工呼吸,口对口呼吸的吹气量要大,或有抢救设备者可行气管插管人工呼吸。现场心肺复苏后,立即转送到医院内进一步行院内后续治疗。

(二)医院内的后续治疗

实施有效的心肺复苏和良好的呼吸管理,脑复苏成功与否是抢救成功的关键。

1.完善心肺复苏

如现场没有气管插管,患儿呼吸微弱表浅,到医院后应立即行气管插管,并行机械通气,可根据有无自主呼吸而采取辅助通气或控制呼吸的通气模式。

2.保持良好的通换气功能

防止缺氧与二氧化碳潴留,因低氧血症与高碳酸血症,不但表明已发生呼吸衰竭,而且加重脑损伤,减少脑复苏的成功率。此时,除做好机械通气时的呼吸道管理外,尤为重要的是机械通气时各项参数调节,其标志是维持血气各项监测指标在正常范围。

3.维持循环功能稳定,恢复有效循环

无心跳者应继续心脏按压,可静脉或气管内给予肾上腺素,每次 0.12～0.3 mg/kg。因淡水溺水多见,此时循环血量增多,常出现稀释性低钠,应给予利尿剂加速液体排出,并维持心率与血压在正常范围,防止长时间出现低血压和心脏再次停搏,可给予多巴胺或多巴酚丁胺静脉滴入。

4.防治脑水肿

因在溺水后的低氧血症、酸中毒、脏器低灌注、心肺复苏过程中出现了再灌注损伤、氧自由基大量释放、钙内流,进一步加重了脑损伤、脑细胞死亡和脑水肿的发生。脑水肿在心肺复苏后很快发生,通常 12～24 小时为最严重阶段,常用降颅内压方法如下。①脱水剂:20％甘露醇每次 5 mL/kg,每 4～6 小时一次,可连用 3～5 天;②利尿剂:呋塞米每次 1 mg/kg,每 8～12 小时一次;③过度通气:在机械通气时行过度通气使 $PaCO_2$ 维持在 3.3～4.0 kPa(25～30 mmHg),可使脑血管收缩起到降颅内压作用,维持时间长短根据脑水肿轻重程度,通常使用48～72 小时。

5.肺水肿防治

溺水后经抢救出现低氧血症,呼吸窘迫或吸入高浓度氧($FiO_2 > 0.6$),$PaO_2 < 6.65$ kPa(50 mmHg)或 $SO_2 < 85％$ 时应立即:①使用机械通气时用呼气末正压,使呼气末正压通气值逐步增加,直到低氧被纠正;②未用呼吸机而有自主呼吸的可用简易持续气道正压通气装置,逐步增加持续气道正压通气值至低氧血症被纠正。天津儿童医院报告在近 5 年救治的 20 多例溺水患儿约 1/3 合并急性呼吸窘迫综合征,5 例应用鼻塞＋持续气道正压通气,3 例机械通气＋呼气末正压通气。持续气道正压通气或呼气末正压通气值一般用到 0.588～1.176 kPa(6～12 cmH_2O),呼气末正压最短 12 小时,最长 48 小时。

6.纠正电解质紊乱

应根据血气分析检测结果判定,常见的低钠血症应给予 5％葡萄糖溶液。

7.糖皮质激素的作用

糖皮质激素可减少血管通透性,减轻脑水肿,稳定细胞膜及线粒体和溶酶体膜的稳定性,保护脑细胞,减少其损害,应在溺水后心肺复苏期给予,常用地塞米松每次 0.25～0.5 mg/kg,每天 1～3 次,连用 2～5 天,或甲泼尼龙,每次 1～4 mg/kg,每天 1～3 次,静脉滴注。

8.脑复苏

高级生命支持-脑复苏,包括低温疗法、巴比妥类药物的应用、抗氧自由基药物(维生素 E、维生素 C)预防性用药。

四、监护

(一)现场初期急救的监护

在清洁呼吸道的同时判明心跳与呼吸是否停止,及早行初级心肺脑复苏。

(二)院内后续治疗的监护

1.生命体征无创监测

在重症监护室迅速连接好无创生命体征监护仪,监测心电、心率、呼吸、血压、SO_2、T 的变化判定心肺功能,为心肺脑复苏的基本生命支持和进一步生命支持提供依据。

2.动脉血气分析有创监测

进一步了解机体内环境现状。从微量血气分析报告单上可显示患儿体内:①PaO_2、$PaCO_2$、$(A-a)DO_2$ 可判定呼吸功能状况,有无低氧血症和高碳酸血症,是 Ⅰ 型呼吸衰竭或 Ⅱ 型呼吸衰竭;②pH、HCO_3^-、BE、AG 判定酸碱紊乱情况,是代谢性酸中毒还是呼吸性酸中毒,有无代偿;③从血钾、钠、氯、钙、镁判定离子紊乱情况,结合血渗透压判定体内是低渗状态还是高渗状态;④根据血细胞比容与血红蛋白检测判定体内细胞外液状况是不是血液浓缩还是稀释状态;⑤根据生化检测判定有无应激性高血糖与高乳酸血症。根据上述各项检测结果为治疗提供依据。

3.血液生化监测

迅速抽血送检血常规、血型、肝功能、肾功能、心肌酶谱及相关酶学,急性时相蛋白以判定各脏器功能状况。

五、护理

(一)现场急救护理

在清洁气道与心脏按压行初级救护时,夏秋季节要防止皮肤外伤,冬春季节要注意保温,以防止着凉感冒,给抢救增加难度。

(二)院内后续治疗护理

1.迅速建立呼吸通道与静脉通道

协助医师做好气管插管,选择好静脉置入头皮针或套管针使其通畅,便于供氧、吸痰、行机械通气以及输液、静脉滴入药物,控制感染,改善循环状态,纠正酸碱平衡、离子紊乱以及输血静脉供给营养等。在静脉输液期间应调节好输液泵输入速度。

2.插入胃管

吸出胃内容物及污水,并观察有无腹胀、咖啡样物、出血,便于早期发现胃肠黏膜功能障碍与衰竭,准确记录胃肠减压流出量与吸出量,记录进入奶量、液体量,并记录 24 小时出入水量。

3.插导尿管

监测尿量,准确记录 24 小时出入水量。

4.体温监测

每天至少测 2 次体温,对低温溺水者应监测深部体温,通常测定直肠温度和鼓膜温度,应准备可以测定低温的体温计。应注意体温在 32 ℃以下对心肺复苏无反应者,其吸入氧及所输液体应加温至 37～40 ℃再输入。

5.体重的称量

入院时应记录体重,治疗期间每周测一次,出院前测一次,小儿体重是输液、输血、药物剂量的依据,应准确记录。

6.防止并发症

患儿昏迷、咳嗽反射弱,应每天定时清洁口腔,拍背吸痰,使呼吸道通畅,防止肺部感染,定时翻身,皮肤受压部位要按摩防止压疮。每天要在患儿便后冲洗会阴部,保持导尿管通畅,防止尿路感染。

7.营养状况监测

准确记录每天经胃管的鼻饲奶、液体量,清洗皮肤时注意观察皮肤光泽,充盈度、颜色、皱褶,有无瘀斑,出血点,肌肉张力是否松弛,肌容积变化,腹部皮下脂肪状况,以判定治疗期间营养状况,结合体重提供给医师,并计算热量,防止负氮平衡发生。

第三节　药物过敏

一、概述

药物变态反应是药物不良反应的一种表现,是抗原和抗体相互作用的结果。这种相互作用可引起各种类型的变态反应。常见的变态反应包括皮疹、荨麻疹、皮炎、发热、血管神经性水肿、哮喘、过敏性休克等,其中以过敏性休克最为严重,甚至可导致死亡。青霉素的变态反应率居各种药物变态反应的首位,约占用药人数的 0.7%～10%。其过敏性休克反应率也最高,占用药人数的 0.004%～0.015%。此外,如链霉素、庆大霉素、卡那霉素、四环素类、磺胺类、吡哌酸、苯巴比妥、氯丙嗪、安乃近、复方阿司匹林、复方氨基比林、吗啡、阿托品、氨茶碱、酚磺乙胺、右旋糖酐、细胞色素 C、维生素 B_1、维生素 B_2、维生素 C、肝素、小檗碱等均可引起过敏,甚至过敏性休克而致死。

小儿药物过敏往往有一些危险因素。双亲中有一位有药物过敏史则小儿中25%可能发生药物过敏,而父母均无药敏史者则药敏的可能性不到 2%。有特异体质的患儿并不增加药物过敏的危险性,但一旦出现过敏则临床表现较为严重。对某种药物过敏的患儿对其他药物过敏的可能性也会大大增加。对青霉素过敏者中,5.7%对头孢类过敏,而无青霉素过敏者中仅有 1.2%对头孢类过敏,说明有相同或类似结构的药物间存在交叉过敏的情况。有免疫缺陷的患儿(如获得性免疫缺陷)对磺胺类、阿司匹林等可能过敏的概率约为 50%。其他危险因素包括药物剂量、给药途径、给药间隔及次数等。注射给药较口服给药更易发生严重的变态反应。

二、诊断

(1)确切的病史很重要。使用某种药物后出现典型的药物过敏表现,如荨麻疹或血管性水肿、哮喘或休克表现,而不能用其他原因解释。有时要确定也很困难。迷走神经反应有时可能与变态反应相混淆,典型的迷走神经反应表现为恶心、苍白、出大汗、心动过缓、低血压、虚弱无力,有时可能心搏骤停。但迷走神经反应无皮肤瘙痒、荨麻疹、血管性水肿、心动过速及支气管痉挛等表现。药物过敏极少出现心动过缓。

(2)如果出现意识丧失而未出现皮肤表现时,应注意与肺栓塞、心律失常、颅内出血、血栓、异物吸入及急性中毒等鉴别。

(3)皮疹:药物变态反应最常见的是各种类型的皮疹,除典型的荨麻疹外,还可有湿疹样皮疹、表皮剥脱性皮炎、大疱性表皮松解、多形性红斑、Steven-Johoson 综合征、瘀点性皮疹、苔藓样皮疹、痤疮性皮疹等。

药物性皮疹主要根据发病前有用药史,经过一定潜伏期而发病,符合药疹某些型的临床表现和发展过程,进行综合分析方能作出诊断。对骤然发生的全身对称性痒性皮疹,应提高警惕。在熟知各种药疹形态的基础上,仔细询问用药史,特别要注意交叉变态反应,对应用时间较长,而且 24 小时内继续服用的药物,可能性最大;过去从未用过,仅在 24 小时内应用的药物可能性较小。只用一种药者判断容易,数种药同用者,宜逐个分析判断,且判断起来有难度。

药疹形态十分复杂,故必须与同一疹型的非药物所致皮疹相鉴别。如红斑丘疹型需与小儿麻疹、猩红热、风疹、幼儿急疹等相鉴别。传染病有发病季节,患儿有接触史,各有其独特临床症状、潜伏期、发疹顺序。药疹则不具备,且瘙痒症状重,皮疹较红,停药后逐渐消退,再用药可再发。此外,药疹需与其他病毒所致病毒疹、新生儿中毒红斑、金葡菌或甲型链球菌咽峡炎所致皮疹、外伤性猩红热相鉴别。出现水疱者需与小儿大疱性皮病鉴别。掌跖伴有暗红色斑疹,则需与梅毒疹与掌红斑鉴别。在治疗过程中,如发现与原疾病无关的症状出现时,应警惕是否为药物反应。综上可见,医师在诊断方面应具备广阔的相关知识和思维领域方不致误诊。

(4)实验诊断技术:虽有多种并在不断研究,但都缺乏可靠性并有一定危险,对小儿均不适用。

三、治疗

(1)明确为药物过敏应该停药,尤其是过敏性休克者应即刻停药。对严重过敏者即刻给予 1/1 000 肾上腺素 0.01 mL/kg(儿童最大量 0.3 mL)肌内注射,肌内注射较皮下注射可较快达到有效血浆浓度。如果需要,第 15 分钟重复上述剂量。变态反应仍严重并持续存在者,可在严密心电监护下持续静脉滴注肾上腺素 0.1 μg/(kg·min)以维持收缩压在 10.7 kPa(80 mmHg)以上。

(2)呼吸困难者应给予吸氧(100%,4~6 L/min),保持呼吸道通畅,必要时应气管插管,无插管条件而又有明显喉梗阻时,可行环状软骨切开术解除梗阻。有下呼吸道痉挛时也可吸入 β 受体兴奋剂或静脉滴注氨茶碱。

(3)如果皮下注射肾上腺素后仍有低血压,则应快速静脉补充生理盐水。头低脚高仰卧位有益。持续低血压则可静脉给予去甲肾上腺素或多巴胺,组织胺受体 H_1 拮抗剂如异丙嗪,1 mg/kg 肌内注射或静脉注射对低血压及荨麻疹的治疗有益。H_2 受体拮抗剂如西咪替丁(4 mg/kg)与 H_1 受体拮抗剂一起静脉给予(至少 5 分钟)较单独给 H_1 受体拮抗剂效果更好。较重者可应用皮质激素,一般选用地塞米松、氢化可的松,根据情况可多次使用。如果药物过敏的唯一症状是荨麻疹或血管性水肿,又是在离医院不远的地方,皮肤症状体征消失后没有必要长期观察。这样的患儿使用肾上腺素应慎重,因为使用肾上腺素对其他系统可能带来不良影响,有低血压及气道梗阻的患儿至少观察12小时以上,以免过敏症状的再发。

(4)一般的药疹可适当服用抗组胺药(氯苯那敏或阿司咪唑)、维生素C或配合钙剂内服或静脉注射,必要时给予小剂量类固醇皮质激素,在停药后及上述处理后,皮疹会逐渐消退,对重型药物皮炎应抗过敏药、维生素C、类固醇皮质激素并用。特重的几种类型药疹宜流食,保肝,注意电解质平衡,及早使用大剂量类固醇皮质激素,如氢化可的松5~10 mg/(kg·d)及维生素C 1~2 g加5%~10%葡萄糖内静脉缓慢滴入,病情稳定后,逐渐减量或改用泼尼松龙口服。注意保温,室内及衣褥消毒,眼、口黏膜护理,创面无菌换药,根据不同皮疹选用粉剂、油膏、乳膏或纱布湿敷,选用与可疑致敏药无关的抗生素控制感染。

(5)需要注意的是,在某些条件下,尤其发热的婴幼儿在使用抗生素后,特别是前次使用青霉素、氨苄西林或其他抗生素及药物出现皮疹或不典型的荨麻疹,应注意与病毒等感染性疾病相鉴别,可在严密监视皮疹情况下继续使用抗生素,如皮疹无明显增多,也无其他特殊情况发生,则可否定药疹,此种情况下,不能限制以后对抗生素的使用。

(6)一旦确定药物过敏,则应换药,应选用与原使用药物交叉过敏可能性小的药物,如青霉素及头孢类药物过敏后,可选择氨曲南,没有交叉过敏,而泰能则有交叉过敏,不宜选用。大多数对半合成青霉素过敏,对青霉素也过敏。红霉素、阿奇霉素、克拉霉素、克林霉素、万古霉素或氯霉素可用做青霉素、头孢类过敏的替代药物。

四、护理措施

(1)青霉素及头孢类药物使用前一定要询问家族过敏史,患儿既往使用这类药物的情况,如果有阳性家族史及既往过敏史,则再次应用时应高度警惕,能够用其他替代治疗的应尽量用其他药物替代,避免使用有药物过敏史的药物。

(2)对有多种药物过敏而又必须使用抗生素的患儿,应在医院内严密监测的情况下谨慎使用,注意观察患儿用药的反应,一旦出现过敏症状应迅速停药,及时给予恰当治疗。

(3)青霉素及头孢类抗生素使用时需注意:①应用青霉素族抗菌药物时需做过敏试验,以皮内注射法最常用。呈阴性者方可用药。皮试液现配现用。②既往使用青霉素阴性者,再次使用时需重做皮试。即使一直用青霉素如中间停药后再使用,间隔1天以上,也要重做皮试。③有些患儿青霉素皮试虽呈阴性,但在用药过程中还有可能出现变态反应,因此肌内或静脉给药后应严密观察患儿30分钟,无反应后方可离开,静脉滴注全过程都要加强观察。④曾对青霉素有明显的过敏症状(如过敏性休克、呼吸道梗阻症状、中枢神经系统症状、严重皮疹、药物热)者,禁用青霉素,包括皮试。⑤头孢菌素过敏试验,以皮内注射法(皮试)常用。皮试液浓度为 0.5 mg/mL,皮试方法及皮试结果的判断参照青霉素皮试的规定。⑥婴幼儿有时皮试会出现假阳性,不确定时,应做盐水对照。

(4)凡使用青霉素类、头孢类抗生素时,必须备有急救药物和设备,尤其是肾上腺素,有条件时气管插管的设备也应准备。

第四节　心　力　衰　竭

充血性心力衰竭是指心脏工作能力(心脏收缩或舒张功能)下降,即心排血量绝对或相对不足,不能满足全身组织代谢需要的病理状态。心力衰竭是儿童时期危重症之一。小儿时期心力衰竭以 1 岁以内发病率最高,其中尤以先天性心脏病引起者最多见。

一、诊断

(一)临床诊断依据

临床诊断依据包括:①安静时心率增快,婴儿>180 次/分,幼儿>160 次/分,不能用发热或缺氧解释者;②呼吸困难,青紫突然加重,安静时呼吸达 60 次/分以上;③肝大达肋下 3 cm 以上,或在密切观察下短时间内较前增大,而不能以横膈下移等原因解释者;④心音明显低钝,或出现奔马律;⑤突然烦躁不安,面色苍白或发灰,而不能用原有疾病解释者;⑥尿少、下肢水肿,以除外营养不良、肾炎、维生素 B_1 缺乏等原因所造成者。上述前四项为临床诊断的主要依据。尚可结合其他几项以及下列 1～2 项检查进行综合分析。

(二)相关检查

1.胸部 X 线检查

心影多呈普遍性扩大,搏动减弱,肺纹理增多,肺门或肺门附近阴影增加,肺部淤血。

2.心电图检查

不能表明有无心力衰竭,但有助于病因诊断及指导洋地黄的应用。

3.超声心动图检查

可见心室和心房腔扩大,M型超声心动图显示心室收缩时间期延长,射血分数降低。心脏舒张功能不全时,二维超声心动图对诊断和引起心力衰竭的病因判断有帮助。

(三)鉴别诊断

1.先天性心脏病

流出道狭窄即可导致后负荷即压力负荷增加,某些流入道狭窄引起相同作用。做向右分流和瓣膜反流则导致前负荷即容量负荷的增加。

2.继发心力衰竭

病毒性心肌炎、川崎病、心肌病、心内膜弹力纤维增生症等较多。儿童时期以风湿性心脏病和急性肾炎所致的心力衰竭最为多见。贫血、营养不良、电解质紊乱、严重感染、心律失常和心脏负荷过重等都是儿童心力衰竭发生的诱因。

二、治疗

(一)一般治疗

充分的休息和睡眠可减轻心脏负担,平卧或取半卧位,供氧是需要的。尽力避免患儿烦躁、哭闹,必要时可适当应用镇静剂,如苯巴比妥、吗啡(0.05 mg/kg)皮下或肌内注射常能取得满意效果,但需警惕抑制呼吸。心力衰竭时,患儿易发生酸中毒、低血糖和低血钙,新生儿时期更是如此。给予容易消化、钠盐少及富有营养的食物。

(二)洋地黄类药物

小儿时期常用的洋地黄制剂为地高辛,可口服和静脉注射,作用时间较快,排泄亦较迅速,因此剂量容易调节,药物中毒时处理也比较容易。地高辛口服吸收率更高。早产儿对洋地黄比足月儿敏感,足月儿又比婴儿敏感。婴儿的有效浓度为2~3 ng/mL,大龄儿童为0.5~2 ng/mL。洋地黄的剂量要个体化。

1.洋地黄化法

如病情较重或不能口服者,可选用毛花苷C或地高辛静脉注射,首次给洋地黄化总量的1/2,余量分两次,每隔4~6小时给予,多数患儿可于8~12小时达到洋地黄化;能口服的患者开始给予口服地高辛,首次给洋地黄化总量的1/3或

1/2,余量分两次,每隔 6～8 小时给予。

2.维持量

洋地黄化后 12 小时可开始给予维持量。维持量的疗程视病情而定:急性肾炎合并心力衰竭者往往不需用维持量或仅需短期应用;短期难以去除病因者如心内膜弹力纤维增生症或风湿性心瓣膜病等,则应注意随患儿体重增长及时调整剂量,以维持小儿血清地高辛的有效浓度。

(三)利尿剂

当使用洋地黄类药物而心力衰竭仍未完全控制,或伴有水、钠潴留和显著水肿者,宜加用利尿剂,可选用快速强效利尿剂如呋塞米或依他尼酸。慢性心力衰竭一般联合使用噻嗪类与保钾利尿剂,并采用间歇疗法维持治疗,防止电解质紊乱。

(四)血管扩张剂

治疗顽固性心力衰竭。小动脉的扩张使心脏后负荷降低,从而可能增加心搏出量,同时静脉的扩张使前负荷降低,心室充盈压下降,肺充血的症状亦可能得到缓解,对左心室舒张压增高的患者更为适用。

1.血管紧张素转换酶抑制剂

减少循环中血管紧张素 II 的浓度发挥效应。改善左心室的收缩功能,防止心肌的重构,逆转心室肥厚,降低心力衰竭患儿的死亡率。卡托普利剂量为每天 0.4～0.5 mg/kg,分 2～4 次口服,首剂 0.5 mg/kg,以后根据病情逐渐加量。依那普利(苯脂丙脯酸)剂量为每天 0.05～0.1 mg/kg,分一次口服。

2.硝普钠

硝普钠对急性心力衰竭(尤其是急性左心衰竭、肺水肿)伴周围血管阻力明显增加者效果显著。在治疗体外循环心脏手术后的低心排血量综合征时联合多巴胺效果更佳。应在动脉压力监护下进行,剂量为每分钟 0.2 μg/kg,以 5% 葡萄糖稀释后静脉滴注,以后每隔 5 分钟,可每分钟增加 0.1～0.2 μg/kg,直到获得疗效或血压有所降低。最大剂量不超过每分钟 3～5 μg/kg。

3.酚妥拉明

α 受体阻滞剂,以扩张小动脉为主,兼有扩张静脉的作用。剂量为每分钟 2～6 μg/kg,以 5% 葡萄糖稀释后静脉滴注。

4.其他

心力衰竭伴有血压下降时可应用多巴胺,每分钟 5～10 μg/kg。必要时剂量可适当增加,一般不超过每分钟 30 μg/kg。如血压显著下降,给予肾上腺素每分钟 0.1～1.0 μg/kg 持续静脉滴注,这有助于增加心搏出量、提高血压而心率不一定明显增快。

(五)病因治疗

先天性心脏病患儿内科治疗往往是术前的准备,术后亦需继续治疗一个时期;心肌病患儿内科治疗可使症状获得暂时的缓解;由甲状腺功能亢进、重度贫血或维生素 B_1 缺乏、病毒性或中毒性心肌炎等引起的心力衰竭者需及时治疗原发疾病。

三、护理

(一)心力衰竭的临床表现与年龄有关

(1)婴幼儿心力衰竭的临床表现有一定特点,应当注意观察。常见症状为呼吸快速、表浅,频率可达 50～100 次/分,喂养困难,体重增长缓慢,烦躁多汗,哭声低弱,肺部可闻及干啰音或哮鸣音。水肿首先见于颜面、眼睑等部位,严重时鼻唇三角区呈现青紫。

(2)年长儿心力衰竭的症状与成人相似,主要表现为乏力、活动后气急、食欲低下、腹痛和咳嗽。安静时心率增快,呼吸表浅、增速,颈静脉曲张,肝增大、有压痛,肝颈反流试验阳性。病情较重者尚有端坐呼吸、肺底部可听到湿啰音,并出现水肿,尿量明显减少。心脏听诊除原有疾病产生的心脏杂音和异常心音外,常可听到心尖区第一音减弱和奔马律。

(二)注意洋地黄毒性反应

(1)心力衰竭愈重、心功能愈差者,其治疗量和中毒量愈接近,故易发生中毒。

(2)肝肾功能障碍、电解质紊乱、低钾、高钙、心肌炎和大剂量利尿之后的患儿均易发生洋地黄中毒。

(3)小儿洋地黄中毒最常见的表现为心律失常,如房室传导阻滞、室性期前收缩和阵发性心动过速等;其次为恶心、呕吐等胃肠道症状;神经系统症状如嗜睡、头昏、色视等较少见。洋地黄中毒时应立即停用洋地黄和利尿剂,同时补充钾盐。小剂量钾盐能控制洋地黄引起的室性期前收缩和阵发性心动过速。轻者每天用氯化钾 0.075～0.1 g/kg,分次口服;严重者每小时 0.03～0.04 g/kg 静脉滴注,总量不超过 0.15 g/kg,滴注时用 10% 葡萄糖稀释成 0.3% 浓度。肾功能不全和合并房室传导阻滞时禁忌静脉给钾。各种病因引起的心肌炎、未成熟儿和<2 周的新生儿易引起中毒,洋地黄化剂量应偏小,可按婴儿剂量减少 1/3～1/2。

(三)注意病情发展

心脏功能从正常发展到心力衰竭,经过一段称为代偿的过程,心脏出现心肌肥厚,心脏扩大和心率增快。心率增快超过一定限度时,舒张期缩短,心排血量反而减少。心力衰竭时心排血量一般均减少到低于正常休息时的心排血量,故称为低输血量心力衰竭。但由甲状腺功能亢进、组织缺氧、严重贫血、动静脉瘘等引起的心力衰竭,体循环量增多,静脉回流量和心排血量高于正常,心力衰竭发生后,心排血量减少,但仍可超过正常休息时的心排血量,故称为高输血量心力衰竭。心力衰竭时心室收缩期排血量减少,心室内残余血量增多,舒张期充盈压力增高,可同时出现组织缺氧以及心房和静脉淤血。组织缺氧通过交感神经活性增加,引起皮肤内脏血管收缩,血液重新分布,以保证重要器官的血供。肾血管收缩后肾血流量减少,肾小球滤过率降低,肾素分泌增加,继而醛固酮分泌增多,使近端和远端肾曲小管对钠的再吸收增多,体内水、钠潴留,引起血容量增多,组织间隙等处体液淤积。近年来,对神经内分泌在心力衰竭发生发展中的调节作用有了新的认识。心力衰竭时心排血量减少,可通过交感神经激活肾素-血管紧张素-醛固酮系统,从而引起 β 受体-腺苷酸环化酶系统调节紊乱,使外周血管收缩,水、钠潴留,以致加剧心室重塑,促进心力衰竭恶化。心室负荷过重可分为容量负荷过重和压力负荷过重。前者在轻度或中度时心肌代偿能力较后者好些,例如房间隔缺损虽然有时分流量很大,但属舒张期负荷过重,在儿童期很少发生心力衰竭。肺动脉瓣狭窄属收缩期负荷过重,心力衰竭出现更早些。主动脉瓣狭窄伴动脉导管未闭则兼有收缩和舒张期负荷过重,故在新生儿时期可致死。

第五节　暴发性心肌炎

暴发性心肌炎起病急骤呈暴发性,进展快,病死率高,而且临床症状不典型,极易误诊、漏诊,成为儿科相关领域关注的热点之一。

一、临床表现

绝大多数的心肌炎是由病毒感染引起,肠道病毒和呼吸道病毒感染为常见,轮状病毒除经常侵犯胃肠道、呼吸道外也可引起心肌损害和病毒性心肌炎,甚至导致心源性休克或猝死。

心肌炎的临床表现轻重差异很大,轻者可无症状,或亚临床经过;早期的暴发性心肌炎所致的心功能不全可仅表现为窦性心动过速,临床上常被忽视而易漏诊。重者则暴发心源性休克或急性充血性心力衰竭,于数小时或数天内死亡或猝死。

典型患者在心脏症状出现前数天或 2 周内有呼吸道或肠道感染,可伴有中度发热、咽痛、腹泻、皮疹等症状,继而出现心脏症状。它主要包括疲乏无力、食欲缺乏、恶心、呕吐、呼吸困难、面色苍白、发热,年长儿可诉心前区不适、心悸、头晕、腹痛、肌痛,检查多有心尖区第一心音低钝,可有奔马律,心动过速或过缓,或有心律失常,因合并心包炎可听到心包摩擦音,心界正常或扩大,血压下降,脉压缩小。

重症患者多有充血性心力衰竭,起病多较急骤。患儿可诉心前区疼痛、头晕、心悸,部分患儿以严重腹痛或肌痛起病,病情进展急剧,呼吸困难、端坐呼吸、烦躁不安、面色发绀、心音低钝、奔马律或严重心律失常,双肺出现湿啰音,肝大有压痛,皮肤湿冷、多汗、脉搏细弱、血压下降或不能测出。

新生儿时期柯萨奇 B 组病毒感染引起的心肌炎,病情严重,常同时出现其他器官的炎症,如脑膜炎、胰腺炎、肝炎等,一般在出生后 10 天内发病,起病突然,出现发热、拒食、呕吐、腹泻及嗜睡,有明显的呼吸困难和心动过速,迅速发生急性心力衰竭。

二、诊断

(一)心肌炎临床诊断依据

(1)心功能不全、心源性休克或心脑综合征。

(2)心脏扩大(X 线、超声心动图检查具有表现之一)。

(3)心电图改变:以 R 波为主的 2 个或 2 个以上主要导联(Ⅰ、Ⅱ、aVF、V_5)的 ST-T 改变持续 4 天以上伴动态变化,窦房传导阻滞、房室传导阻滞,完全性右或左束支传导阻滞,成联律、多形、多源、成对或并行期前收缩,非房室结及房室折返引起的异位性心动过速,低电压(新生儿除外)及异常 Q 波。

(4)CK-MB 升高或心肌肌钙蛋白(CTnI 或 CTnT)阳性。

(二)暴发性心肌炎的临床特点

(1)起病均为非特异性流感样表现。

(2)病情迅速恶化,短时间内出现严重的血流动力学改变,临床表现为严重心功能不全等心脏受累征象。

(3)心肌活检显示广泛的急性炎症细胞浸润和多发型心肌坏死灶。

(4)1个月内完全康复或死亡(少数)。

(5)免疫抑制剂治疗只能减轻症状而不能改变疾病的自然病程。

三、治疗

(一)抗病毒治疗

(1)利巴韦林 10~15 mg/(kg·d),分 2 次静脉滴注。

(2)干扰素 5~10 万 U/(kg·d),肌内注射,7~10 天。

(二)心肌能量代谢赋活剂

用于改善心肌能量代谢,常用 1,6-二磷酸果糖 100~200 mg/(kg·d),每天一次,7~10 天;辅酶 Q_{10} 10 mg,每天 2 次;磷酸肌酸 1~2 g/(kg·d)静脉滴注;维生素 C 100~200 mg/(kg·d)分次给予;心肌极化液静脉滴注等。

(三)肾上腺皮质激素应用

皮质激素具有抗炎、解毒、抗休克作用,可改善心肌功能和机体一般状况,但也可抑制干扰素合成,尤其在病程早期,有利于病毒繁殖,加重病情,应用有一定的争议。多用于重症患儿,特别是心源性休克和严重心律失常。可静脉滴注甲泼尼龙 10 mg/(kg·d)(可分 2 次给予)或氢化可的松 5~10 mg/(kg·d),连用 3 天,以后逐渐减量,改为口服泼尼松或甲泼尼龙,至 3~4 周停用。

(四)免疫调节剂应用

(1)静脉注射丙种球蛋白可降低心肌的各种炎症反应,还可以直接清除病毒,阻止病毒入侵心肌细胞,抑制病毒感染后的免疫损伤,近年来国内外文献均有报道应用大剂量丙种球蛋白治疗暴发性心肌炎的成功案例,2 g/kg,单剂24 小时静脉滴注,或 400 mg/(kg·d)共 3~5 天静脉滴注。

(2)应用胸腺素:有增加细胞免疫功能和抗病毒作用;③其他,如聚肌胞、转移因子等可增强免疫功能,防止反复感染。

(五)纠正严重心律失常

本病心律失常产生的基础是心肌病变,其消除取决于病变的吸收和电生理改变的恢复,抗心律失常药物并不能解决根本问题。应积极治疗原发病,对心功能无明显影响的心律失常一般不需要药物控制,如出现威胁生命的心律失常需及时纠正。室性期前收缩或部分室上性期前收缩可用胺碘酮等治疗,严重房室传导阻滞应用异丙肾上腺素时应注意血压的变化,有阿斯发作者可安装心脏临时起搏器,必要时可用电复律控制室颤、室速。

(六)急性心力衰竭

(1)镇静供氧。

(2)适当利尿以减轻容量负荷(前负荷),常用静脉注射呋塞米(每次 1～2 mg/kg),或布美他尼(每次 0.01～0.1 mg/kg),以小剂量开始,病情稳定后改口服维持。同时加用保钾利尿剂(如螺内酯或氨苯蝶啶)以避免造成低钾血症。

(3)应用血管活性药物以增强心肌收缩力,血压正常时宜应用磷酸二酯酶抑制剂,其通过减少 cAMP 降解,提高细胞内 cAMP 浓度,增加 Ca^{2+} 内流产生正性肌力作用,使心排血量及每搏量增加,心室充盈压及体肺循环阻力降低,但并不增加心肌氧耗量和心率。常用药物氨力农负荷量 0.75～1.0 mg/kg,维持量 5～10 $\mu g/(kg \cdot min)$;米力农负荷量 50 $\mu g/kg$,维持量 0.25～0.75 $\mu g/(kg \cdot min)$。负荷量在 30～60 分钟内均匀静脉输入,短期静脉应用为宜,一般不超过一周。或应用 β 肾上腺素受体激动剂(儿茶酚胺类),其主要与心肌细胞膜 $β_1$ 受体结合,增强心肌收缩力和心排血量。常用药物多巴酚丁胺 5～20 $\mu g/(kg \cdot min)$,或多巴胺 5～10 $\mu g/(kg \cdot min)$,由小剂量开始,微量输液泵调控速度。多巴酚丁胺对血压、外周血管阻力影响小,而多巴胺大剂量[10～20 $\mu g/(kg \cdot min)$]则有 α 肾上腺素能作用,升高血压。当出现心源性休克时则予以输液维持有效血容量(每次 10 mL/kg),可与多巴酚丁胺、多巴胺联合应用,或给予肾上腺素维持输注。

(4)新一代抗心力衰竭药物左西孟旦可用于暴发性心肌炎伴急性心力衰竭及心源性休克者。其为钙增敏剂,通过与心肌肌钙蛋白 C 结合增加心脏钙蛋白 C 对钙离子的敏感性,增强心肌收缩力、心排血量,扩张血管,降低前后负荷。在改善心泵功能时不增加心肌氧耗和心率。治疗剂量为负荷量 12 $\mu g/kg$,静脉注射(>10 分钟),以后 0.05～0.2 $\mu g/(kg \cdot min)$,一般应用 6～24 小时。

(七)人工机械辅助装置

如支持性药物不能有效救治患儿的严重血流动力学障碍,则可应用心室辅助装置或体外膜肺氧合。心室辅助装置仅能提供心脏的支持而不能提供肺脏的支持,体外膜肺氧合不仅能提供双心室支持而且还可以支持肺脏功能,以保证全身其他脏器功能的稳定。应用这些体外心肺支持的辅助装置抢救危重心肌炎患儿是提高救治成功率的一项重要措施。

四、护理

(一)卧床休息

一般应休息至症状消除后 3~4 周,有心力衰竭者休息应不少于 6 个月。

(二)氧疗

暴发性心肌炎伴急性心力衰竭时体循环动脉氧分压通常降低,导致组织无法得到足够的氧供,所以须供氧以满足组织代谢的需要。一般可采用面罩或头罩吸氧,若缺氧无法改善则使用呼吸机辅助通气供氧,维持动脉氧分压≥9.3 kPa(≥70 mmHg),经皮氧饱和度≥90%。

(三)减少心脏做功

烦躁、过度刺激、过冷或过热的环境均可造成患儿能量消耗增加和心脏做功增加,使心力衰竭症状加剧。所以,适当的镇静、调节好环境温度、治疗或护理尽量集中以避免不必要的干扰或刺激等是十分重要的。镇静可选用常规剂量地西泮或苯巴比妥钠,若严重烦躁可用吗啡,每次 0.1~0.2 mg/kg,静脉注射。

(四)维持水、电解质、酸碱平衡的稳定

一方面限制水和盐的摄取以避免加重心脏负担,每天液体 50~60 mL/kg。另一方面需要监测出入量和血电解质以避免利尿剂应用出现水、电解质失衡,根据监测结果及时调整和纠正。

(五)监护

予以心肺监护、动脉血压、中心静脉压、经皮氧饱和度监测和床旁心电图动态监测。

第六节 气管支气管异物

气管支气管异物是指外物通过不同方式进入气管支气管后造成一系列呼吸

道症状,甚至危及生命的一种疾病。小儿呼吸道,特别是喉的保护功能不健全,当哭笑、打闹时很容易将口内食物或玩具等吸入气管、支气管内。昏迷、手术后、机械呼吸的患儿亦可将呕吐物吸入气管内,因此气管、支气管异物绝大多数发生于小儿,特别是婴幼儿。病理改变为呼吸道梗阻和炎症并继发肺部感染。是耳鼻喉科及儿科常见急症,处理不当,瞬间危及患儿生命。

一、诊断

气管、支气管异物的诊断主要是根据病史、症状和检查。

(一)病史

异物吸入史清楚,症状典型,容易明确诊断,但幼儿不能清楚诉说异物吸入史,又无他人见到发生异物情况,诊断就比较困难,尤其是有些异物吸入后,如果固定于一侧支气管,并且刺激性较小,可暂时不出现症状或症状不典型者,诊断更困难。也有的因异物时间久,已忘记异物吸入史,特别是已发生并发症者,家长和医师只重视并发症,而忽视异物可能为其病因。所以,对有呼吸症状的小儿又久治不愈,应怀疑有异物的可能,医师应仔细询问有无异物吸入史和最初发病的原因和有无剧烈咳嗽、哽气、呼吸困难等情况。异物吸入史是诊断的重要依据。

(二)症状

(1)气管异物症状剧烈,突然发生剧烈呛咳、哽气、作呕、呼吸困难,甚至窒息。此异物进入气管第一期症状持续多久,与异物大小、刺激性强弱、气管痉挛程度有密切关系。异物若大,特别是嵌顿于声门下者,可立即发生窒息,甚至引起死亡;异物若较小、轻而硬,如西瓜子、葵花子、花生等,在气管内随呼吸气流上下活动,剧烈呛咳、哽气后,主要症状是阵发性咳嗽,用听诊器于颈部气管听诊,可听到异物拍击声或呼吸时气流经异物阻塞处听到喘鸣声。扁平异物,如瓜子皮、花生壳等,有时贴附于气管壁,短时间可无任何症状。总之,气管异物发生时症状剧烈,异物大时有呼吸困难,异物小时常有持续性或阵发性咳嗽。

(2)气管异物所引起的并发症,主要依据异物的大小、刺激性的强弱和感染情况。异物若大,堵塞气管,发生呼吸困难或窒息,可并发严重缺氧,久之,可引起脑、心、肾、肺严重损害,甚至死亡。异物若较小,未堵塞气管腔,可无呼吸困难,但若有感染或刺激性大,可并发脓性气管炎,咳嗽加重,脓痰增多和发高热;异物若将气管腔大部分堵塞,吸气时气管腔扩大,气体可经异物与气管壁的间隙吸入,但呼气时气管腔缩小将异物卡紧,气体呼不出,异物起活瓣作用,可并发两侧肺气肿。气管异物并发两侧肺气肿的快慢,程度的轻重,主要根据异物堵塞气管腔的情况,有的发生较慢,程度较轻;有的则发生较快和程度较重。肺气肿严重到一定程度,有的肺泡破裂,气体进入肺间质,产生肺间质气肿;异物活瓣作用若未及时解除(取出异物),气肿继续发展,气体沿肺血管周经肺门进入纵隔,形成纵隔气肿;气体来源若仍不停,纵隔气肿继续增加,气体沿颈筋膜向上进入颈部皮下,在颈部形成皮下气肿;向下沿食管和大血管周经膈肌孔进入腹膜后,形成腹膜后气肿,腹部凸起;有时肺气肿在肺脏膜形成气泡,气泡破向胸膜腔,形成气胸。严重纵隔气肿可致循环衰竭。两侧张力气胸抢救不及时可致死亡。气管异物危害性很大,临床医师必须多加重视和及时取出,以免发生严重不良后果。

(3)支气管异物的临床症状是多种多样,临床上分为四期。

1)第一期异物进入期:因异物首先是进入气管,所以其症状与气管异物第一期症状相同,有剧烈呛咳、哽气、作呕和痉挛性呼吸困难。支气管异物一般皆较小,易被吸入支气管内,所以异物进入气管初期的剧烈症状时间短。异物进入支气管后,症状突然减轻或只有咳嗽。除非两侧主支气管皆有堵塞性异物可引起严重呼吸困难外,一般无呼吸困难,但呼吸比较急促。

2)第二期无症状期:异物进入支气管后,嵌顿于支气管内适当部位,此时可无症状,称为无症状期。无症状期的长短,主要根据异物的性质和阻塞情况。刺激性小、光滑和无感染之矿物性或不氧化之金属性异物,在小支气管内可存留数年或数 10 年无明显症状或只有轻微咳嗽而被忽略。刺激性大、粗糙不平或活动的异物,无症状期短或没有无症状期。应注意的是无症状的嵌顿的支气管异物,在消炎消肿或咳嗽后,可突然松脱而进入气管或卡于声门或声门下,可突然引起呼吸困难或窒息。所以,对无症状期支气管异物,也必须密切观察和准备随时取异物。

3)第三期症状再发期:由于异物的刺激和感染,引起支气管炎症,分泌物增多、咳嗽加重、各种呼吸道症状再度发生和出现高热。此期症状出现的早晚和程度的轻重与患儿年龄、异物性质、感染情况有关。年龄幼小、异物刺激性大、感染情况严重的,此期症状出现早,情况也较严重。

4)第四期并发症期:支气管异物常引起并发症。因支气管异物性质不同、所在部位不同、阻塞程度不同和感染情况不同,所引起的并发症是各种各样,发生的有早,也有很晚。两侧主支气管皆有异物,并将两管腔完全阻塞,可立即引起窒息死亡;若未完全阻塞而阻塞大部,可发生呼吸困难。一侧主支气管完全阻塞,可并发一侧肺不张;叶支气管完全阻塞,可引起肺叶不张。支气管异物最多的情况是引起支气管部分阻塞,吸气时支气管腔扩大,气体可经异物与支气管壁之间空隙吸入肺内,呼气时支气管腔缩小或炎症肿胀的黏膜将异物卡紧,气体呼不出,异物成活瓣作用,因而并发阻塞性肺气肿,是支气管异物最多的并发症。一侧主支气管异物,可形成一侧肺气肿;一叶支气管异物,可形成一叶肺气肿;若未及时解除异物这种活瓣作用,肺气肿继续加重,至一定程度可致肺泡破裂,形成肺间质气肿→纵隔气肿→皮下气肿→气胸,其发病机制与气管异物并发气肿相同。气管、支气管异物是否并发气肿,除取决于异物阻塞情况外,与机体调节、个体因素和其他外在因素也有一定关系。肺组织已有炎症或水肿,肺泡易发生破裂;剧烈咳嗽或用力哭闹,易促使肺泡破裂,特别是肺组织娇嫩者。所以,小儿气管、支气管异物易并发气肿。

异物多不清洁而有感染,常并发感染,如气管炎、支气管炎、肺炎、肺脓肿;支气管异物日期久者,可并发支气管扩张或狭窄。

二、检查

进一步检查主要是胸部 X 线检查和支气管镜检查。

(一)详细进行颈胸部检查

光滑和轻而硬的气管异物(如西瓜子、葵花子)在气管内随呼吸上下移动,听诊时可听到拍击声,尤其在咳嗽时更明显。听诊也可听到气管支气管被异物堵塞狭窄引起出气延长的"咝咝声"或"笛哨声"等;望诊可见胸部呼吸动度差;叩诊可叩出有无肺气肿、肺不张、气胸或纵隔气肿。80%的支气管异物患者听诊时发现患侧呼吸音低。气管支气管活动性异物的体征常随异物部位活动而改变。小儿检查时哭闹,常可用来检查深呼吸时双肺呼吸音的改变,并可借助哭声做语音传导检查(阻塞一侧传导减弱或消失)。总之,详细的颈胸部检查,对异物的诊断及定位均有很大帮助。

(二)X 线检查

对诊断气管支气管异物有很大作用。金属异物如缝针或螺丝钉透视或照片即可诊断并观察异物位置及有无并发症;非金属异物(如花生、豆类等),则应根据异物堵塞气道的位置引起肺部和纵隔的改变等一些间接证据(如肺不张、肺气肿)诊断。胸透较胸片具有更高的诊断准确率,因其可以直接观察纵隔改变情况。气管异物或两侧主支气管异物,吸气时可见纵隔影增宽,这是因用力吸气时胸内变负压回心血增加,胸透下心影显吸入性增宽。呼吸时有支气管异物者,患侧可见阻塞性肺气肿,患侧膈下降,在胸透下吸气时,可见纵隔动向患侧,呼气时动向健侧。此是因吸气时健侧肺进气多,膨胀大,将纵隔推向患侧;呼气时健侧肺收缩明显,患侧气体排出受阻,收缩差,纵隔又摆向健侧,此为诊断支气管异物的重要 X 线征。如为完全阻塞,患侧肺组织迅速含气减少,最后至完全性肺不张,心影纵隔向患侧移位,健侧肺呈代偿性肺气肿,患侧膈升高,运动减弱。如异物进入肺叶或肺段支气管,可导致肺叶或肺段肺气肿或肺不张,纵隔心影移位可不明显。

X 线检查细小异物(如针)或有尖刺异物(如钉),必须检查后前位和侧位像。常因后前位像不能确定异物是在气管或食管,而侧位像则可鉴别;影像不明显的异物,如大头针、普通缝衣针等,后前位像可被胸骨或脊椎骨阴影所掩盖,而侧位像却可以显出;有尖刺的异物,尖端向前或向后,在后前位像不能确定者,侧位像则可以看出。有时 1~2 次 X 线检查不出病变者,有必要做多次检查。

阻塞的支气管及肺叶易继发肺炎或肺脓肿,支气管异物取出后,肺气肿和肺不张征象可在数小时内恢复正常,肺部感染则吸收较慢。若感染持续存在 1~2 周时,应疑及有异物残渣未能取净,必要时需第二次支气管镜检。

X 线检查阴性,但症状持续,特别情况下可行氙灌注肺扫描,患侧肺血流明显减少可帮助诊断;亦可做超声扫描或电子计算机断层扫描检查,以协助诊断。欲明确异物的诊断必须进行支气管镜检查。目前高分辨电子计算机断层扫描及三维成像对诊断有帮助。

(三)支气管镜检查

支气管镜检查是明确诊断气管、支气管异物的最主要的方法,所以,无论已诊断为气管或支气管异物或怀疑可能有异物以及为了除外异物,皆应进行支气管镜检查。现在临床应用的支气管镜有 2 种:硬管支气管镜和软管纤维支气管镜。现在,多主张用软管纤维支气管镜进行诊断,因软管纤维支气管镜软、前端可调节方向,检查范围广,使用方便,明确气管、支气管异物诊断率明显高于硬支气管镜,特别是诊断上叶、舌叶和肺叶以下各支气管异物更有其特殊优点。支气管镜检查诊断气管或支气管异物,还应想到可能气管和支气管两者皆有异物或两侧支气管皆有异物。所以,支气管镜检查必须全面、仔细。

三、治疗

通常部分性阻塞,应允许患儿通过咳嗽反射来排出异物,经短暂的观察后,阻塞仍持续存在或变成完全性气道阻塞,则需紧急处理。1 岁以下婴儿发生异物吸入时应将其脸朝下,放在抢救者胳膊上,头位置低于躯干,抢救者用手腕部快速叩打婴儿肩胛之间的背部连续 4 次,如果阻塞仍存在,应将婴儿翻过身来进行快速胸部按压连续 4 次,这种方法可重复进行,直至阻塞解除为止。对 1 岁以上的患儿,可用腹部猛推法,婴儿应避免腹腔内器官的损伤。

气管、支气管异物的危害性很大,患儿自己咳出机会很少,治疗方法是内镜——直接喉镜和支气管镜下取出。

气管、支气管异物的治疗原则是及早取出。异物在气管支气管内随时有发生窒息威胁生命的危险,但并不是所有异物皆能及时取出,特别是患儿并发病危重症、高热、脱水、酸中毒或已处于衰竭状态时,如施行支气管镜取异物很可能造成死亡。所以,异物未引起阻塞性呼吸困难而并发症危重者,应先住院治疗,以改善患儿全身情况,并增加其适应力,减轻炎症,使局部黏膜消肿便于取出异物。具体原则是:①异物时间短,或日期虽久但无并发症者,应立即手术取出;②有阻塞性呼吸困难者,应立即手术取出;③异物已超过数天,并有高热、脱水或衰竭,应住院采用短疗程大剂量抗生素加氢化可的松和补液治疗,待病情好转后,再行手术取出;④已有皮下气肿、纵隔气肿或气胸等并发症者,应先治疗气肿或气胸,待积气消失或明显缓解后,再行手术取出,但气肿继续加重者应立即手术取出异物;⑤患儿短期内已做支气管镜检查,但未取出异物,视其危急程度,只要情况允许,应先收住院进行消炎治疗,待情况好转后,再行手术取出。一般两次检查相隔应不少于 5 天。但应注意,在此期间,必须安排人员和设备,以便随时准备取异物。因消炎消肿治疗后,固定性的支气管异物可活动成气管异物,常可导致突然呼吸困难或窒息。

四、护理措施

(一)随时做好抢救准备

要充分认识呼吸道异物的危险性。一侧支气管异物,如果刺激性不大,可以暂时无症状,但可随时因咳嗽、患儿哭闹等原因而引起异物移位至总气道或声门下,瞬间发生窒息,甚至死亡。如一旦诊断为气管异物就应和家属做好交代,并得到手术室、麻醉师的充分支持,同时要做好抢救的一切准备,以防措手不及。曾遇一例支气管枣核异物,在做术前交代时家长见患儿一般状态较好,并无呼吸困难,正对是否同意手术犹豫间,患儿突然咳嗽,异物窜至声门下,患儿当即窒息,幸好已作好抢救准备,及时取出异物,经人工呼吸抢救,患儿得救。

(二)术前准备

(1)认真阅读分析影像检查结果,仔细听诊,明确异物存在部位。

(2)详细询问病史,明确异物性状。特殊异物最好找来样品,在支气管镜下模拟钳取或制备特殊器械(如电灼器、异物钩等)。

(3)麻醉选择:除紧急情况下,总气管、声门下异物发生阻塞性呼吸困难者应立即争分夺秒,直接检喉暴露声门钳取异物久,只要情况允许,推荐全身麻醉。全身麻醉手术时,患儿相对安静,避免了由于挣扎等引起憋气和加重副损伤,这样有利于耐受手术操作,并减少喉水肿的发生,同时可避免和减少由于器械刺激引起的迷走神经反射,全身麻醉可能通过支气管镜给氧,改善患儿缺氧状态,适当延长了手术操作时间,提高了抢救成功率。通过麻醉师对心电、呼吸、血压、血氧饱和度的全面观察,使术者可以集中精神进行手术。

(三)术前、术后监护

如果条件允许,术前、术后应在重症监护室内监护治疗,监测心电、呼吸、血压、血氧饱和度等,注意呼吸变化情况、呼吸困难的程度及肺部体征的情况。

(四)注意手术并发症

1.唇齿损伤

不用全身麻醉者较多,或初学者在行直接喉镜检查时,以上牙齿为支点所造成。

2.窒息

手术麻醉时,异物突然嵌顿于声门下发生窒息,所以强调器械与人员都准备好后才开始麻醉。发生这种情况时应立即用直接喉镜取出可推下,窒息缓解后再取出。

3.喉水肿

注意支气管镜检查的时间和次数。随着医学的发展、支气管镜的改进及全身麻醉的应用,支气镜检查时间可延长至1～2小时,甚至更长。但也要注意操作动作要轻巧,尽量减少镜检次数。术中或术后再适当给予地塞米松,可减少喉水肿的发生。

4.手术并发气肿

为一种严重的并发症,必须及时发现和适当处理,手术呼吸运动加大,异物活瓣作用更加明显,容易引起气肿。手术时密切观察患儿和听诊两侧肺呼吸音是很重要的,处理不当可致死亡。

5.缺氧

异物取出前血氧饱和度明显下降,特别是取出困难和手术时间久的患儿。

手术时间要尽量短,注意缺氧情况。术中窒息时间长者可引起脑缺氧或其他神经系统并发症。

6.出血

手术损伤黏膜可引起出血,一般皆较轻微,无需特殊处理。

7.手术后并发肺炎、肺不张

常由于异物未取净,或分泌物未吸净和感染所致。必要时应再次行支气管镜检查。

8.心搏骤停

多是由迷走神经反射所致,手术时加强喉部麻醉,可以防止发作。

9.异物脱落

异物,尤其是较大异物,通过声门时易被声带卡落,有的卡于声门或声门下区,可发生窒息,应立即在直接喉镜或前联合镜下用喉异物钳取出或推下,有的又被吸入支气管内也可引起窒息。

10.麻醉意外

应做好各种监护,以防麻醉意外发生。

第七节　颅内高压综合征

颅内压为颅腔内容物所产生的压力。颅腔内容物包括脑、脑膜、颅内血管(约占 7%)、脑脊液(约占 10%)以及病损物,如血肿、肿瘤等。当颅内容物任何一部分增加时,颅内压就会增高,若颅内压的增高超过颅腔代偿能力(全颅腔代偿空间仅 8%～15%)时,即出现颅内压增高的临床表现,称为颅内高压综合征。颅内感染、严重全身感染、脑缺氧缺血、中毒、代谢紊乱等导致的急性脑水肿是小儿颅内高压综合征的常见病因。该综合征为小儿常见危重症之一,严重颅内高压常危及生命,在抢救治疗过程中,需要严密监护与护理。

一、临床表现

小儿脑水肿的临床表现与病因、发展速度、有无占位性病变及其所在部位有密切关系。儿科最多见的是感染所致的急性脑水肿,临床主要表现为急性颅内高压综合征。归纳起来可有以下临床表现。

(一)剧烈头痛

头痛特点为弥漫性和持续性,清晨较重,用力、咳嗽、身体前屈或颠簸、大量输液可使之加剧。婴幼儿则表现为烦躁不安、尖声哭叫,有时拍打或撞击头部。

(二)喷射性呕吐

呕吐与饮食无关,不伴恶心,常频繁出现,有时可表现为非喷射性。婴幼儿出现无其他诱因的频繁呕吐,往往提示第四脑室或后颅凹占位性病变。

(三)精神症状及意识改变

一般情况下,细胞毒性脑水肿因神经元受累,较早出现神经精神症状,可有性格改变,如烦躁不安、不认识家人、哭闹、精神萎靡或嗜睡等。大脑皮层广泛损害及脑干上行网状结构受累时,患儿不能维持觉醒状态,出现程度不等的意识障碍,并有迅速加深倾向,可于短期内昏迷。血管源性脑水肿累及神经元较晚,出现症状亦较晚时,常在颅内高压明显时方出现症状。

(四)肌张力改变及惊厥

脑干、基底节、大脑皮层和小脑某些部位的锥体外系受压迫,表现为肌张力显著增高,可出现去大脑强直(伸性强直、伸性痉挛、角弓反张)和去皮层强直(病变在中脑以上,患儿一侧和双侧上肢痉挛,呈半屈曲状,伴下肢伸性痉挛)。新生儿常见肌张力减低,脑疝时肌张力减低。惊厥也是脑水肿常见症状,甚至可出现癫痫样发作或癫痫持续状态。

(五)眼部改变

眼部改变多提示中脑受压,可有眼球突出、球结膜充血、水肿、眼外肌麻痹、眼内斜(展神经麻痹)、眼睑下垂(提上睑肌麻痹)、落日眼(颅前凹压力增高)、视野缺损、瞳孔改变(双侧不等大、扩大、忽大忽小、形态不规则、对光反应迟钝或消失)。其中瞳孔改变具有重要临床意义。视盘水肿在急性脑水肿时很少见,尤其在婴幼儿更为罕见,有时仅见视网膜反光增强,眼底小静脉曲张,小动脉变细。慢性颅内高压时易出现典型视盘水肿。

(六)呼吸不规则

严重颅内高压时,脑干受压可引起呼吸节律不规则,如呼吸暂停、潮式呼吸、下颌呼吸、抽泣样呼吸,多为脑疝前驱症状。新生儿常见呼吸减慢。

(七)血压升高

颅内高压时,交感神经兴奋性增强或脑干缺血、受压、移位,可使延髓血管运动中枢发生代偿性加压反应,引起血压升高,收缩压常升高 2.7 kPa(20 mmHg)以上,可有脉压增宽,血压音调增强,也可伴缓脉。

(八)头部体征

婴儿可出现前囟膨隆、张力增高,有明显脱水的婴儿前囟不凹陷,往往提示颅内高压的存在。在亚急性或慢性颅高压婴幼儿常出现颅缝裂开(<10 岁的儿童也可出现,常使早期颅内高压症状不典型)、头围增大、头面部表浅静脉曲张、破壶音等体征。

(九)体温调节障碍

下丘脑体温调节中枢受累,惊厥或肌张力增高致产热增加,交感神经麻痹致汗腺分泌减弱、散热减少等原因,可引起高热或超高热。

(十)脑疝

脑疝是因颅内压明显增高,迫使较易移位的脑组织在颅腔内的位置发生改变,导致一系列临床病理状态。若发生嵌顿,则压迫邻近脑组织及脑神经,引起相应症状和体征,属颅内高压危象。典型的先兆表现为意识障碍、瞳孔扩大及血压增高伴缓脉,称 Cushing 三联症。小脑幕切迹疝(又称沟回疝、天幕疝或颞叶疝)和枕骨大孔疝(又称小脑扁桃体疝)为常见的脑疝类型。前者临床主要表现为双侧瞳孔不等大,病侧瞳孔先缩小后扩大,对光反应迟钝或消失,伴昏迷加深或呼吸不规则等。后者主要表现为昏迷迅速加深,双侧瞳孔散大,对光反应消失,眼球固定,常伴呼吸心搏骤停。

与成人颅内高压综合征以头痛、呕吐、视盘水肿为三大主征不同,小儿急性颅内高压综合征以呼吸不规则、意识障碍、惊厥、瞳孔改变、血压升高、呕吐等临床表现更为常见。因小儿不能自述头痛,似乎出现较少。

二、诊断

(一)有颅内高压的症状和体征

虞佩兰提出的小儿急性脑水肿诊断标准已在国内外推广,包括 5 项主要指标和 5 项次要指标,具备 1 项主要指标及 2 项次要指标,即可诊断。

(1)主要指标:①呼吸不规则;②瞳孔不等大或扩大;③视盘水肿;④前囟隆起或紧张;⑤无其他原因的高血压(血压>年龄×2+100)。

(2)次要指标:①昏睡或昏迷;②惊厥和(或)四肢肌张力明显增高;③呕吐;④头痛;⑤给予甘露醇 1 g/kg,静脉注射 4 小时后,血压明显下降,症状、体征随之好转。

(二)辅助检查

颅内压测定与头颅电子计算机断层扫描或磁共振成像可提供颅内高压或脑水肿的证据。

(1)颅内压测定:临床常用的颅内压测定方法为脑脊液压力直接测定法,可采用腰椎或脑室穿刺测压法。脑脊液循环正常情况下,侧卧位脑脊液与脊髓腔终池脑脊液压力相等,故可用腰穿所测脑脊液压力代表颅内压,且腰椎穿刺测压在临床最常用,具有简便、易于操作的优点。但在脑脊液循环梗阻时,所测压力不能代表颅内压力,且颅内压增高时,引流脑脊液过快可导致脑疝。临床应用时应慎重掌握指征和方法,术前30分钟静脉推注甘露醇,可防止脑疝的发生。脑室穿刺测压具有安全、准确,并可行控制性脑脊液引流,控制颅内压增高的优点。但弥漫性脑水肿时,脑室被挤压变窄,穿刺不易成功,临床应用受到一定限制。其他测颅内压方法还有在硬膜外植入传感器或前囟非损伤性测压方法。

直接测压法所测颅内压正常值:目前尚无统一标准,大致范围为:新生儿低于0.13 kPa(14 mmH$_2$O),婴儿低于0.78 kPa(80 mmH$_2$O),儿童低于0.98 kPa(100 mmH$_2$O)。

颅内高压诊断标准:国内多采用虞佩兰制定的标准,即新生儿高于0.78 kPa(80 mmH$_2$O)、婴幼儿高于0.98 kPa(100 mmH$_2$O)、3岁以上高于1.96 kPa(200 mmH$_2$O),可诊断为颅内高压。

(2)电子计算机断层扫描与磁共振成像:是目前临床早期诊断脑水肿最可靠的方法。

(3)B超:在前囟未闭的婴儿,经前囟行头颅B超扫描,可诊断较重的脑水肿,并可测到侧脑室及第三脑室的大小。

(4)经颅多普勒超声:可床边、无创、连续观察患儿脑血流频谱变化,间接判断脑水肿的存在。

三、治疗

(1)治疗原发病。

(2)抗脑水肿:儿科常用抗脑水肿药物有甘露醇、呋塞米及地塞米松,也可根据病情选择甘油、清蛋白、高渗盐水或过度通气方法。目前对过度通气疗效的评价尚有争议,一般不主张过度通气。

(3)液体疗法:应边脱边补,使患儿处于轻度脱水状态,但需维持正常皮肤弹性、血压、尿量及血清电解质。应将平均动脉压维持在正常高限水平,以保证有效脑灌注压。

（4）对症支持治疗。

四、监护

(一)生命体征监护

在生命体征监护过程中,重点应明确:①生命体征的变化属于正常反应还是异常变化;②生命体征的变化与颅内高压有无直接关系;③是否属于危重信号。

1.体温

高热可引起脑组织代谢增加,加重脑缺氧,使已损伤的脑组织损害进一步加重,需持续监护、及时处理。中枢性发热时,体温升高幅度较大,常为高热或超高热,不易控制,处理以物理降温为主,必要时行冬眠疗法。周围性发热时,体温升高幅度较小,多由于合并感染所致,有效控制感染则容易控制。降温措施多采取物理、药物相结合。

2.心率

心血管调节中枢受压,可引起心率波动,出现心动过速或过缓。严重颅内高压时,常出现心率缓慢。

3.呼吸

应注意呼吸幅度和节律改变,呼吸表浅、不规则,预示颅内高压严重。

4.血压

颅内高压时血压过高、过低均对病情不利,应使血压维持在保证有效脑血流灌注的最佳范围。对颅内高压引起的血压增高,不可盲目用降压药,应以降颅内压、利尿治疗为主。

(二)神经系统临床监护

1.意识监护

意识是指患儿对语言或疼痛刺激所产生的反应程度,意识状态和意识改变是判断病情轻重的重要标志之一,可直接反映中枢神经系统受损及颅内压增高的程度。可利用声、光、语言、疼痛刺激对小儿的意识状态进行判断。格拉斯哥昏迷评分有利于对昏迷程度进行动态观察,总分数为 15 分,分数越低意识障碍程度越重,8 分以下即为重度。但应用镇静剂、气管插管或气管切开等情况时,一些项目无法完成。临床上意识状态分类如下。

（1）清醒:意识存在,对外界刺激能作出正确的应答。

（2）嗜睡：意识存在,对刺激有反应,唤醒后可作出正确应答,但刺激停止很快入睡。

（3）昏睡：呈深度睡眠,难以唤醒,给予强刺激能唤醒,回答问题简单,常不正确,反应迟钝,维持时间短。

（4）浅昏迷：意识基本丧失,不能唤醒,对疼痛刺激有防御性运动,深浅反射存在。

（5）昏迷：意识丧失,对疼痛刺激反应迟钝,对强刺激可有反应。浅反射消失,深反射减弱或亢进,常有大小便失禁。

（6）深昏迷：对任何刺激无反应,各种反射完全消失。

在意识监护过程中应重点观察三个方面的问题：①有无意识障碍；②意识障碍的程度如何；③意识障碍的变化趋势,意识障碍逐渐加重,格拉斯哥昏迷评分逐渐下降,常提示病情加重或恶化。

2.瞳孔监护

对瞳孔进行动态观察,有助于判断病情、治疗效果和及早发现脑疝。对病情危重的患儿或瞳孔已出现异常时,应在短时间内反复观察瞳孔大小及对光反应。

3.症状、体征监护

观察有无头痛、呕吐、惊厥、肢体肌力、肌张力等与神经系统病变有关的症状和体征,并记录其形式、发作次数、持续时间以及程度等情况。

（三）颅内压监护

颅内压监护的方法主要有脑室内测压、硬膜外测压及硬膜下测压三种方法,其中硬膜外测压法由于硬脑膜保持完整,感染概率较少,比较安全,监测时间可较长。但三种方法均为有创性,儿科应用受到一定限制。应根据患儿病情,权衡利弊,而决定是否监护及采取的方法。近年来,对无创性颅内压监护仪的研究取得一定进展,对前囟未闭的婴幼儿,可进行无创性前囟测压。还有根据颅内压升高时视觉诱发电位的间接反映颅内压的方法。但其准确性尚待临床总结和验证。在颅内压监测过程中,如颅内压>2.0 kPa(>15 mmHg),持续30分钟以上时需做降颅内压处理。脑灌注压=平均动脉压-颅内压,治疗过程中应需维持脑灌注压5.3～6.7 kPa(40～50 mmHg)。

（四）脑血流监护

可利用经颅多普勒超声仪探测脑内动脉收缩、舒张及平均血流速度,间接推算出脑血流情况。脑血流持续处于低流速状态,提示颅内高压。当颅内压增高致脑灌注压为零时,经颅多普勒超声可表现为 3 种形式:①收缩/舒张期的交替血流;②尖小收缩波;③信号消失。交替血流和尖小收缩波频谱为脑死亡患儿最常见经颅多普勒超声改变。

(五)脑电活动监护

1.床旁脑电图监护

利用便携式笔记本电脑脑电图,可进行床旁脑电监护。临床转归与脑电图变化的严重程度有密切关系。有文献报道,轻度脑电图异常者均可治愈,中度异常者多数可完全或基本恢复,后遗症和死亡率较低(10%左右),高度异常者,预后愈差,后遗症和死亡率均高(57%)。脑电图出现平坦波(高增益下<2 μV)提示脑死亡。

2.录像脑电图监护

录像脑电图不仅能连续监测脑电活动变化,还可同时观察到患儿惊厥发作的形式,在排除非痉挛性发作,确定癫痫性发作类型,评价脑电与临床的关系,可提供准确而可靠的证据。

(六)局部脑氧监测

使用专门设备可经皮进行脑局部脑氧合监测,为无创监测手段,可评估监测局部脑灌注及氧储备,比全身参数或实验室检查更早提供脑缺氧预警,目前尚处于应用初始阶段。

五、护理措施

(1)患儿卧床时将床头抬高 15°~30°,以利颅内血液回流。但当有脑疝前驱症状时,则以平卧位为宜。

(2)用冰枕或冰帽保持头部低温,对体温高者及时给予降温处理。

(3)维持液体匀速输入,避免快速大量输液。

(4)按时按要求应用脱水剂。发生脑疝时快速滴注或注射 20%甘露醇,2 g/kg,并做好气管插管、侧脑室穿刺减压引流的准备。

(5)防止颅内压骤然增高,如及时吸痰、注意舌后坠,保持呼吸道通畅。避免患儿用力、咳嗽,避免用力压迫患儿腹部等。当患儿有尿潴留时给予导尿,出现便秘时可行低压小量灌肠。

(6)对于昏迷患儿注意眼、口、鼻及皮肤护理,防止暴露性角膜炎、中耳炎、口腔炎、吸入性肺炎及压疮。

(7)及时止惊,在应用止惊药过程中,注意是否发生呼吸及心血管功能抑制。

第八节　多器官功能障碍综合征

20 世纪 60 年代以前,危重病单器官衰竭(single organ failure,SOF)作为主要致死原因,促进了各器官支持治疗的研究。20 世纪 70 年代初,人们注意到全身或某一器官遭受严重损伤应激打击后能导致其他器官功能的相继序贯性损害,于 1973 年 Tilney 首先提出了多器官功能衰竭(multiple system organ failure,MSOF)的新综合征。器官衰竭本身不是一个独立的事件,只是一连串病理过程的终末阶段,没有反映病情变化发展的动态过程,因此于 1991 年芝加哥会议倡议并确定为多器官功能障碍综合征(multiple organ dysfunction syndrom,MODS),更加准确地反映了此综合征的进行性和可逆性特点,从而有效地指导早期诊断和防治。

一、危险因素

MODS 是多因素诱发的临床综合征,基本诱因为严重感染与创伤,在此过程中出现的低血容量性休克、再灌注损伤、脓毒症、过度炎症、蛋白-热卡缺乏等成为 MODS 更直接的诱发因素,与 MODS 的发病具有更高的相关性。

主要高危因素包括复苏不充分或延迟复苏、持续存在的感染和炎症病灶、基础脏器功能失常(如肾衰竭)、肠道失血性损伤、严重创伤(创伤严重程度评分≥25 分)、慢性疾病(如糖尿病、恶性肿瘤、营养不良)、医源因素(如应用糖皮质激素、抑制胃酸药物、滥用抗生素、大量输血、外科手术意外事故、有创监测)及高乳酸血症等。

其发生率呈不断上升趋势,还可能与下列因素有关:①各种生命支持措施延长了危重患者的存活时间,有更多机会暴露在更复杂的致病因素下(如感染);②抗生素滥用不断造成新耐药菌株并损害了人类自身免疫功能,使人类抵御感染的能力衰弱;③疾病谱的变化,肿瘤患者增加并普遍接受放射治疗与化学治疗使其免疫力降低;④早产儿、低出生体重儿增加及人口老龄化,而这类患者器官储备和代偿功能均较差;⑤侵入性操作日益增多,加大了患者感染的风险。

二、发病机制

许多 MODS 发病过程中经历了较长时间的低血容量性休克和恢复灌流的

过程,不充分的延迟复苏是导致 MODS 发生的重要因素,各种损伤导致休克和复苏引起的生命器官微循环缺血和再灌流过程是 MODS 发生的基本环节。持续低灌流导致微循环障碍及内皮细胞损伤造成细胞缺氧和代谢障碍,细胞的氧自由基损伤,局部屏障和全身防御功能削弱诱发感染而发展成为脓毒症,改变免疫神经内分泌功能造成应激反应和炎症介质释放,提高组织细胞对细菌和毒素再次打击的敏感性。

(一)组织氧代谢障碍

休克时心排血量减少、血红蛋白降低,导致全身组织的氧输送减少,临床上出现低血压、少尿、高乳酸血症、血流动力学异常等典型表现者称为显性失代偿性休克,不具备典型表现而在休克早期或复苏后期确实存在内脏器官缺血和缺氧的状态,称为隐性代偿性休克。正常情况下,细胞所需的氧等于实际氧耗量(VO_2,动脉、混合静脉血氧含量之差与心排血量的乘积),当氧运送进行性下降超出细胞自身摄取氧的代偿能力时,VO_2 降低使细胞处于缺氧状态;左心向全身输送氧的总量[DO_2,心排血量与动脉氧含量的乘积,$DO_2(mL/min)=1.34\times Hb\times SaO_2\times CO\times 10$],低于一定值时,不能满足组织细胞的需求,使 VO_2 也随之下降呈 DO_2 依赖性,一般心源性休克和低血容量性休克有 DO_2 降低,感染性休克则正常或增高。临床研究表明,仅靠改善循环氧供并不能纠正所有患者的休克和缺氧,表现出循环恢复后血乳酸增高,胃肠 pH 降低,提示存在氧摄取和氧利用障碍,可能与血流分布异常、动静脉短路开放和线粒体功能不全等因素有关。

(二)氧自由基损伤

恢复组织灌流是救治休克和改善存活必不可少的过程,也是氧自由基大量产生和释放的过程,故缺血再灌流后氧自由基损伤在 MODS 发病过程中起重要作用。在缺血再灌注条件下,黄嘌呤氧化酶途径和白细胞呼吸暴发是氧自由基产生的两个主要途径。黄嘌呤脱氢酶转化成黄嘌呤氧化酶在肠道组织中仅需10秒,在心肌需 8 分钟,在肝肾肺脾中则需 30 分钟,说明各器官对缺血再灌流损伤的敏感程度不同,氧自由基反应具有连锁性,使缺血再灌流损伤成为持续不断的过程,破坏生物膜的通透性,酶系统受损,改变细胞的遗传信息,导致细胞结构、代谢和功能全面紊乱或死亡。通过清除氧自由基防治缺血-再灌注损伤,在动物试验和临床取得了一定效果,对于 MODS 患者其有效性还待进一步证明。

(三)白细胞和内皮细胞相互作用

内皮细胞具有主动调节微循环血流,调节血管张力和血管通透性,促凝血及抗凝血的平衡,通过多种凝血因子和炎症介质,在原发损伤因素(如细菌、内毒素、细胞因子和缺血等)的作用下与多形核白细胞相互作用导致细胞损伤,是MODS的共同通路。同时,内皮细胞具有抗多形核白细胞在内皮细胞的黏附作用,使多形核白细胞在血管中自由流动,近年来研究发现黏附的基础是黏附分子在各种因素刺激时被激活,造成间质和实质细胞水肿、出血和炎症反应,称之为黏附连锁反应。白细胞和内皮细胞的黏附分子包括整合素超家族(淋巴细胞功能相关抗原-1,巨噬细胞分化抗原-1,P150.95)、选择素超家族(L-selectins,E-selectins,P-selectins)、免疫球蛋白(细胞间黏附分子,血管细胞黏附分子-1,细胞-细胞黏附分子,血小板/内皮细胞黏附分子,淋巴细胞功能抗原)、钙依赖黏附分子超家族和 H-细胞黏附分子超家族。在黏附分子的调节中,肿瘤坏死因子,白细胞介素-1、白细胞介素-6、白细胞介素-8、γ-干扰素、克隆刺激因子等细胞因子,血小板活化因子、白三烯、凝血酶、中性粒细胞激活因子等脂质介质,内毒素、化学趋向因子、乙醇、内源性阿片等均可增强白细胞与内皮细胞的黏附。抗生素、糖皮质激素、己酮可可碱、血浆铜蓝蛋白等则抑制黏附。细胞黏附和黏附因子通过白细胞与血管内皮细胞的相互作用,白细胞通过内皮细胞间跨膜游出,趋向炎症灶,黏附因子单抗的临床应用也显示出治疗前景,可以减轻炎症和水肿,降低缺血再灌注损伤。

(四)炎症介质失控性释放

机体受到创伤和感染刺激而产生的炎症反应过于强烈以至失控,从而损伤自身细胞导致 MODS,这种炎症失控反应过程的基本因素分为刺激物、炎症细胞、介质、靶细胞和效应等几部分。从 MODS 的发病过程可分为三个阶段,即局部炎症反应、有限的全身炎症反应(应激反应和炎症反应对机体有害刺激作出的防御反应)和失控的全身炎症反应。再次打击和双相预激学说是机体炎症介质陷入失控状态的合理解释。

三、临床特点

原发性 MODS 是由某种明确的生理损伤直接作用造成,早期即出现,发展过程中全身炎症反应较轻。继发性 MODS 并非由原始损伤本身直接引起,而由机体异常反应产生过度全身性炎症反应,造成远距离多个器官功能障碍,容易并发感染。MODS 的主要临床特点:①发病前大多器官功能良好,休克和感染是其主要病因,大多经历严重应激反应或伴有全身炎症反应综合征(systemic inflammatory response syndrome,SIRS)或免疫功能低下;②从最初打击到远隔器官功能障碍需有数天或数周间隔;③病理变化缺乏特异性,主要为广泛的炎性细胞浸润、组织水肿等炎症反应,而慢性器官功能衰竭失代偿时则以组织细胞的坏死增生伴器官的萎缩和纤维化为主;④病情发展迅速,一般抗休克、抗感染及支持治疗难以奏效,病死率高;⑤除终末期以外,一般是可以逆转的,一旦治愈不留后遗症和不会复发,也不转入慢性病程。

四、治疗

(一)快速和充分复苏

不但要纠正显性失代偿性休克,而且要纠正隐性代偿性休克。目前指导隐性代偿性休克复苏的唯一监测方法是使用黏膜张力计推算 PHi(宜>7.32)。对于休克复苏应把握两点(一早二足),早期最大限度地减轻总损伤(特别是缺血性损伤),避免持续性低灌注,最大限度缩短缺血再灌流损伤时相。

(二)控制脓毒症

1.清除坏死组织

需及早彻底清除。

2.寻找感染灶

重症监护室患儿应注意并发鼻窦炎、肛周感染,皮肤、肺、尿路等部位隐匿性感染、肠源性感染、导管相关性感染等。应尽量减少侵入性诊疗操作,加强重症监护室病房管理,改善患儿免疫功能,选择性消化道去污染,必要时进行清创、引流等外科处理。

3.合理应用抗生素

经验治疗的原则是应能有效覆盖常见的感染病原菌,宜用杀菌剂,剂量要足够,尽量选用不良反应少的药物。一旦选定一种或一组药物,应于 72 小时后判定疗效,避免频繁更换抗生素,待病原明确后进行调整。用药时应对肠道厌氧菌注意保护,除非有明确指征,一般不宜随便使用抗厌氧菌抗生素,尤其是经胆道排泄者。超高浓度并不能明显提高杀菌效力,宜延长最小抑菌浓度的时间,就需增加给药次数,对重症感染每 6 小时给药一次是必要的,每次给药为达到较高峰浓度,应在 30 分钟内静脉滴注(红霉素、万古霉素等除外)。用药 4~5 天病情恶化时应加大抗菌治疗力度,用药后始终未能证实感染,体温正常 3 天以上者可以停药,已证实细菌感染抗菌治疗不应少于 7~10 天,伴粒细胞减少者应使粒细胞>$0.5×10^9$ 几天后停药才较安全。严重感染抗生素治疗一周以上症状不减轻时,应考虑是否合并真菌感染,尤其在免疫功能低下、使用皮质激素或免疫抑制剂者,长时间静脉营养和进展性肝肾肺功能不全而不好用其他原因解释者。

(三)器官功能支持

1.循环支持

维持有效血容量,保持心脏有效泵血功能和调整血管紧张度是支持的重点,需要使用升压药维持可接受的最低血压(平均压>8.0 kPa)和维持足够的氧供以满足高代谢和外周氧需求,尽可能使氧耗脱离对氧输送的依赖,使动脉血乳酸接近正常,故需大力纠正心功能不全、低血容量性休克、贫血和呼吸功能不全等。

2.呼吸支持

保持气道通畅,氧疗和机械通气是呼吸支持的重点,但机械通气对循环产生负性影响和气压伤,故通气时不追求最高氧分压(PaO_2>8 kPa)而是最满意的氧输送(以取得最高 DO_2 时的最佳呼气末正压通气),吸氧浓度尽可能控制在0.5以内,常规通气模式不好时可尝试特殊方法。

3.其他支持

肾功能支持重点是针对病因进行治疗,保证内环境稳定,必要时连续动-静脉血液滤过。肝功能衰竭支持的目的在于赢得时间,使受损肝细胞恢复和再生。应激性溃疡的治疗在于控制脓毒血症、矫正酸碱平衡、补充营养和胃肠减压,不一定需要抗酸治疗。中枢神经系统支持以降低颅内压、去病因和复苏治疗为重点。

(四)代谢支持

SIRS/MODS 和脓毒症患儿独特的高代谢模式,决定了其对营养有特殊要求,即代谢支持和代谢干预。总的原则是增加能量总供给(达普通患儿的1.5 倍),提高氮与非氮能量的摄入比(由通常的1∶150提高到1∶200),降低非氮能量中糖的比例,增加脂肪摄入,使蛋白、脂肪和糖的比例大致为3∶3∶4,最好使用中长链脂肪酸混合制剂,尽可能通过胃肠道摄入营养,尤其是经口摄食,添加胃肠特殊的营养物质谷氨酰胺可使胃肠黏膜受损减轻,细菌和内毒素移位率降低。代谢干预时可试用降低蛋白分解和促进合成的生长激素,以改善负氮平衡。另外,纤维素、谷氨酰胺、乳酸杆菌、亚油酸等有助于提高黏膜屏障和全身免疫功能。

(五)免疫调理和抗炎症介质治疗

尽管 MODS 采取的早期复苏、抗生素、代谢与重要器官支持治疗取得了显著进展,但近 20 年死亡率并未明显改变,MODS 的病死率仍高达 70% 左右,因此免疫调理治疗也赋予了极大的热情和希望。虽然近年来对各种炎性介质的释放采取了多种治疗对策,但临床应用尚不成熟,可能与炎症反应的防御与损伤、炎症介质的数量与效应、靶细胞状态、SIRS/CARS 失衡等多方面因素有关。

五、护理要点

(一)密切观察病情变化

1.呼吸、心率加快

SIRS 早期因炎症反应、高代谢与高动力循环、代谢率与耗氧增加,呼吸与心率均加快。护理时应:①随时吸出口腔、鼻咽以及上呼吸道的分泌物与痰液,保持呼吸道通畅减少呼吸功;②根据呼吸功能状况,可经鼻导管、氧气头罩吸氧,严重者经口气管插管或经鼻插管,予机械通气正压给氧提高血氧浓度;③因心功能不全引起的心率加快,应遵医嘱给予强心剂。

2.体温与白细胞计数异常

包括:①体温增高>38 ℃的患儿应注意防止体温继续增高,引起代谢率和耗氧增加,有的患儿可因体温增高引起高热惊厥,故应采取物理降温或药物降温。②体温<36 ℃的患儿,尤其小婴儿为防止低体温与冻伤的发生,应提高室内温度,注意保温,增加衣被,有条件者应置于温箱内,调节好箱内温度。③白细胞计数异常增高者常表明细菌感染,应按医嘱经静脉定时给予敏感的抗生素;白细胞计数降低者可能为病情危重,机体免疫功能低下,病毒感染等,应分析具体原因,医护密切配合,给予免疫增强剂或抗病毒药物。

3.定时记录无创监测结果

包括血压、心率、心电图、氧饱和度、呼吸频率、体温等,在观察表上做好24 小时出入水量记录,并结合血气分析,判定有无脏器低灌注。其标准为低氧血症、急性神志改变(兴奋、烦躁、嗜睡)、尿少<1 mL/(kg·h)、高乳酸血症>2 mmol/L。

(二)静脉通道的建立与管理

(1)MODS/MSOF 均为急重症患儿,应及时补充液体,改善循环,纠正脏器的低氧血症与低灌注,因此迅速建立静脉通道至关重要。可根据患儿年龄大小、病程长短、病情严重程度、头皮与四肢表浅静脉充盈度及穿刺难易程度采取:①皮肤表浅静脉穿刺-静脉头皮针输液;②静脉留置套管针,可保留 3~5 天,输液结束后应用 0.01%肝素 3~5 mL 注入肝素帽内,以防血凝堵塞针管;③留置导管,可经中心静脉(锁骨下静脉、股静脉、颈外静脉)或外周静脉(肘正中静脉、贵要静脉)。保留时间可长达1～3周,适于静脉穿刺困难,经静脉供给营养及长期抢救者。无论选择哪一种静脉途径都要做好穿刺部位的清洁与消毒,并注意观察局部有无红肿、渗出等静脉炎症,并给予防治。

(2)应用输液泵做好输液速度调节与控制:SIRS患儿常需用输液泵调节输液速度,护理人员应熟悉并掌握其应用,以随时根据需要调节与控制。如常用多巴胺改善循环,应按以下公式决定 mL/h。计算 mL/h＝[患儿体重 kg×所需 $\mu g/(kg \cdot min) \times 60$]÷所含 $\mu g/mL$(药浓度)。如患儿体重 10 kg,需用多巴胺 5 $\mu g/(kg \cdot min)$,按公式即可算出所需多巴胺和输液速度。5 mL/h＝[10 kg× 5 $\mu g/(kg \cdot min) \times 60$]÷600 $\mu g/mL$,也可按 100 mL 液体中加药物 6 $\mu g/$ kg,其每小时输入量(mL)即为每分钟每千克体重的给药量(μg)。患儿所需多巴胺为 6 mg×10 kg＝60 mg,60 mg 加入 100 mL 液体中,每小时输入 5 mL,即等于每分钟每千克 5 μg。当血压下降且扩容后反应不佳时,有条件单位应监测中心静脉压,以决定输液量及输液速度。

(三)重要脏器功能的监测与护理

护理时要注意皮肤、口腔黏膜、注射针眼部位是否有出血、瘀斑或穿刺抽血时针尖部位、注射器内有立即凝血现象时,应做弥散性血管内凝血筛查以监测是否有凝血功能障碍,及早发现弥散性血管内凝血。同时观察并记录每次尿量,每天观察球结膜有无水肿。根据病情变化,采血监测尿素氮与肌酐,肝脏功能,心肌酶谱改变,早期发现各脏器功能损害。

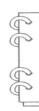

参考文献

[1] 万霞.现代专科护理及护理实践[M].开封:河南大学出版社,2020.

[2] 黄俊蕾,赵娜,李丽沙.新编实用临床与护理[M].青岛:中国海洋大学出版社,2019.

[3] 任潇勤.临床实用护理技术与常见病护理[M].昆明:云南科学技术出版社,2020.

[4] 单既利,王广军,肖芳,等.实用儿科诊疗护理[M].青岛:中国海洋大学出版社,2019.

[5] 吴欣娟.临床护理常规[M].北京:中国医药科技出版社,2020.

[6] 张文燕,冯英,柳国芳,等.护理临床实践[M].青岛:中国海洋大学出版社,2019.

[7] 李秋华.实用专科护理常规[M].哈尔滨:黑龙江科学技术出版社,2020.

[8] 王婷,王美灵,董红岩,等.实用临床护理技术与护理管理[M].北京:科学技术文献出版社,2020.

[9] 刘毅.外科护理技术指导[M].北京/西安:世界图书出版公司,2019.

[10] 王林霞.临床常见病的防治与护理[M].北京:中国纺织出版社,2020.

[11] 王姗姗.实用内科疾病诊治与护理[M].青岛:中国海洋大学出版社,2019.

[12] 程娟.临床专科护理理论与实践[M].开封:河南大学出版社,2020.

[13] 白志芳.实用临床护理技术与操作规范[M].长沙:湖南科学技术出版社,2019.

[14] 赵安芝.新编临床护理理论与实践[M].北京:中国纺织出版社,2020.

[15] 李勇,郑思琳.外科护理[M].北京:人民卫生出版社,2019.

[16] 彭德飞.临床危重症诊疗与护理[M].青岛:中国海洋大学出版社,2020.

[17] 吴小玲.临床护理基础及专科护理[M].长春:吉林科学技术出版社,2019.

［18］陈荣珠,朱荣荣.妇产科手术护理常规［M］.合肥:中国科学技术大学出版社,2020.

［19］贾雪媛,王妙珍,李凤.临床护理教育与护理实践［M］.长春:吉林科学技术出版社,2019.

［20］潘洪燕,龚姝,刘清林,等.实用专科护理技能与应用［M］.北京:科学技术文献出版社,2020.

［21］王丽芹.血液透析护理实践精讲［M］.北京:中国医药科学技术出版社,2020.

［22］杨秀霞.现代妇产科护理技术与应用［M］.汕头:汕头大学出版社,2020.

［23］王艳.常见病护理实践与操作常规［M］.长春:吉林科学技术出版社,2020.

［24］尹玉梅.实用临床常见疾病护理常规［M］.青岛:中国海洋大学出版社,2020.

［25］宋春丽.小儿临床护理学与标准化护理管理［M］.西安:陕西科学技术出版社,2020.

［26］张世叶.临床护理与护理管理［M］.哈尔滨:黑龙江科学技术出版社,2020.

［27］管清芬.基础护理与护理实践［M］.长春:吉林科学技术出版社,2020.

［28］曾广会.临床疾病护理与护理管理［M］.北京:科学技术文献出版社,2020.

［29］吴卓洁,冷静.儿科护理［M］.北京:人民卫生出版社,2020.

［30］马秀芬,王婧.内科护理［M］.北京:人民卫生出版社,2020.

［31］张玉兰,卢敏芳.儿科护理［M］.北京:人民卫生出版社,2020.

［32］杨玉梅,余虹.基础护理［M］.北京:北京出版社,2020.

［33］颜德仁.儿科护理［M］.上海:同济大学出版社,2020.

［34］张书霞.临床护理常规与护理管理［M］.天津:天津科学技术出版社,2020.

［35］梁玉玲.基础护理与专科护理操作［M］.哈尔滨:黑龙江科学技术出版社,2020.

［36］朱书君.食管癌术后的肠内营养治疗护理［J］.中外医疗,2020,39（25）:146-148.

［37］赵瑾.医院内科住院患者应用信息化护理管理的效果分析［J］.中国实用乡村医生杂志,2020,27（2）:20-22.

［38］陶海燕,王伟伟.血液净化护理安全隐患与对策分析［J］.世界最新医学信息文摘,2020,20（12）:237-238.

［39］韦娟,程联飞,谭学惠,等.系统性健康宣教对血液透析初期患者透析中并发症发生的影响［J］.世界最新医学信息文摘,2020,20（39）:154-154＋162.

［40］韩丽娟.子宫肌瘤患者围手术期护理的研究进展［J］.中国城乡企业卫生,2020,35（3）:50-52.